肿瘤防治科普丛书

骨与软组织肿瘤

主　编

王　全

副主编

陈　飚　杨松巍

人民卫生出版社

图书在版编目（CIP）数据

　骨与软组织肿瘤 / 重庆市肿瘤医院，重庆大学附属
肿瘤医院组织编写 . —北京：人民卫生出版社，2018
　（肿瘤防治科普丛书）
　ISBN 978-7-117-26589-8

　Ⅰ.①骨…　Ⅱ.①重…②重…　Ⅲ.①骨肿瘤 – 诊疗
②软组织肿瘤 – 诊疗　Ⅳ.①R738

　中国版本图书馆 CIP 数据核字（2018）第 081771 号

人卫智网	www.ipmph.com	医学教育、学术、考试、健康，购书智慧智能综合服务平台
人卫官网	www.pmph.com	人卫官方资讯发布平台

肿瘤防治科普丛书：骨与软组织肿瘤

组织编写：重庆市肿瘤医院　重庆大学附属肿瘤医院
出版发行：人民卫生出版社（中继线 010-59780011）
地　　址：北京市朝阳区潘家园南里 19 号
邮　　编：100021
E - mail：pmph @ pmph.com
购书热线：010-59787592　010-59787584　010-65264830
印　　刷：三河市潮河印业有限公司
经　　销：新华书店
开　　本：889×1194　1/32　印张：4.5
字　　数：125 千字
版　　次：2018 年 5 月第 1 版　2019 年 3 月第 1 版第 2 次印刷
标准书号：ISBN 978-7-117-26589-8/R·26590
定　　价：25.00 元

打击盗版举报电话：010-59787491　E-mail：WQ @ pmph.com
（凡属印装质量问题请与本社市场营销中心联系退换）

丛书编委会
（排名不分先后）

名誉主编

于金明

主　编

吴永忠　周　琦　王　颖　郑晓东

副主编

周　宏　汪　波　张　维　王东林　陈伟庆

秘　书

袁维春　戴　羽　黄渐青　陈　霞　唐　利

编　委

吴永忠　周　琦　周　宏　汪　波　张　维

王　颖　郑晓东　王东林　辇伟奇　王　维

张海燕　蔡　润　周晓红　江跃全　邓和军

刘　南　孙　浩　陈伟庆　曾晓华　项　颖

王　全　王胜强　王　冬

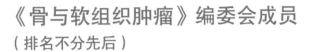

《骨与软组织肿瘤》编委会成员
（排名不分先后）

主　编
王　全

副主编
陈　飚　杨松巍

编　委
王　全　陈　飚　杨松巍　王　亮　黄智勇
单东力　杨腾蛟　李　勇　蒋　曦　王婷玉

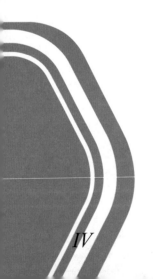

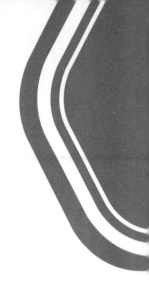

序言一

众所周知，恶性肿瘤已成为威胁人类生命和健康的首要敌人。不论城市还是农村，肿瘤都是中国居民的主要死亡原因。肿瘤防治是生命科学研究领域的难题。全球癌症报告显示：2012年，中国新增307万癌症患者，约220万人死于癌症，分别占全球总量的21.9%和26.8%；中国肿瘤发病率以每年大约3%的速度递增，中国新增和死亡病例位列世界第一。由于人们对肿瘤预防认知不足，缺乏癌症筛查和早诊早治意识，就诊普遍偏晚，导致中国癌症死亡率高于全球平均水平。

习近平总书记在全国卫生与健康大会上指出，没有全民健康，就没有全面小康，要把人民健康放在优先发展的战略地位，加快推进健康中国建设。基于我国肿瘤防治严峻形势，可以说，健康中国，肿瘤先行，科普优先。肿瘤防治科学知识的普及，对于提高全民防癌意识，正确认识肿瘤筛查，科学理解肿瘤诊治，降低肿瘤发病率，提高治愈率，节约社会卫生资源，提升我国健康水平，具有极其重要的意义。

近年来，国内肿瘤防治工作者已编写了多本肿瘤防治科普书籍，从不同角度与层面介绍肿瘤防治相关科普知识，但瘤种全覆盖的成套肿瘤防治科普丛书尚缺乏。吴永忠教授团队长期从事肿瘤防治工作，具有丰富的经验，创新性地在重庆构建了"一网一链"肿瘤防治体系。本丛书的编写顺应国家重视科普，大力向全社会推广医学科普知识的要求，以系统介绍肿瘤防治"一链"科普知识，即围绕肿瘤的认识预防、早期筛查、规范诊疗、康复管理为一体的完整诊疗服务链为鲜明特色，科学实用地介绍有关防癌抗癌的科普知识。

该丛书以一问一答的形式，通过通俗易懂的语言，生动形象的插图，站在患者角度介绍临床实际中的常见问题，力图将肿瘤医学专业知识变为普通民众易懂易记的常识。相信该丛书将对提高患者及家属对肿瘤总体认识、增强全民防癌抗癌意识起到重要的推进作用。期盼该丛书能够早日出版发行！

中国工程院院士

于金明

2018 年 2 月

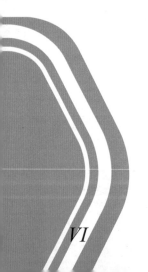

序言二

作为全国癌症防治协作网络成员单位、区域性肿瘤防治中心的重庆市肿瘤医院长期肩负恶性肿瘤防治任务，已经形成融科普宣教、早期筛查、规范诊疗、康复管理为一体的肿瘤完整诊疗服务链。

近年来，我国恶性肿瘤死亡率呈明显上升趋势，已成为城乡居民的第一位死因，严重影响人民群众健康及生命安全。对于恶性肿瘤来说，预防胜于治疗。因此，加强肿瘤预防的科普教育刻不容缓，也是重庆市肿瘤医院为提高大众的肿瘤预防科普知识、提高综合医疗服务质量以及提高国民生活素质应尽的责任！

为此，重庆市肿瘤医院组织全院专家编写本套《肿瘤防治科普丛书》，普及防癌知识和科学理念，引导公众关注癌症和癌症患者；正确认识癌症的成因、预防和治疗，消除癌症认识误区；推广科学规范的诊疗模式，切实提高癌症防治水平；帮助癌症患者及其家属树立正确认识癌症观念和战胜癌症的信心，提高患者生命质量！

重庆市肿瘤医院 重庆大学附属肿瘤医院 院长
中国抗癌协会肿瘤放射治疗专业委员会副主任委员
重庆市医学会肿瘤专委会主任委员
吴永忠
2018年3月

前言

　　恶性肿瘤是严重危害人类健康的常见疾病。骨与软组织肿瘤的发病率占所有恶性肿瘤发病率的 1%，占儿童恶性肿瘤的 15%，其多发于青少年，恶性程度高，早期易发生转移，具有较高的致残率和死亡率。此外，骨与软组织肿瘤病情复杂、种类繁多，诊断容易发生错漏，治疗较为困难。普通大众，甚至基层医生对其认识不足，延误疾病的早期诊断、早期治疗，往往患者就诊时已不能保全肢体或已发生转移，治疗效果甚差。

　　本书通过结合临床工作中的实例和图片，用通俗易懂的语言，从骨与软组织肿瘤的病因预防、早期诊断、规范治疗、康复锻炼四个方面介绍相关科普知识。将实际工作中遇到的问题和注意事项，采用问答的形式，普及患者迫切想要了解的知识。希望通过本书的介绍，能够提高普通大众对骨与软组织肿瘤的认识和预防意识，提高对早期症状的识别能力，做到对疾病早期诊断、规范化治疗，减少致残率和死亡率，提高患者的生存质量，减轻家庭和社会的负担。

王全

2018 年 2 月

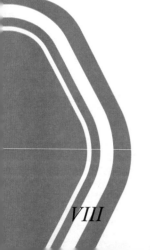

重庆市肿瘤医院
重庆大学附属肿瘤医院

重庆市肿瘤医院、重庆大学附属肿瘤医院、重庆市肿瘤研究所、重庆市癌症中心是集医疗、教学、科研、预防、康复为一体的国家三级甲等肿瘤专科医院，牵头重庆市肿瘤防治、科普宣传、技术研究和区域肿瘤专科人才培训；是国家肿瘤药物临床试验机构、重庆市肿瘤临床医学研究中心、重庆市肿瘤医疗质量控制中心、重庆市肿瘤放射治疗质量控制中心；是重庆市肿瘤防治办公室挂靠单位；是重庆市肿瘤防治科普基地和重庆市健康促进医院。

医院编制床位 1480 张，开放床位 1800 张，设有临床和医技科室 31 个，其中国家级重点专科 1 个、省级重点学科 4 个、省级临床重点专科 7 个、省级临床诊疗中心 3 个。医院年诊治病人 50 万余人次，住院病员 5.5 万余人次，外埠比例达 22%，病员来源实现了全国所有省市区全覆盖。医院专业技术人员占 90% 以上，其中高级专业技术人员 196 人，其中博士 106 人，硕士 328 人，博士硕士研究生导师 35 人，重庆市学术学科带头人 3 人，后备学术学科带头人 4 人，国务院政府津贴专家 9 人，重庆市有突出贡献的中青年专家 4 人。

医院拥有国家临床药物试验机构、国家博士后科研工作站、市级重点实验室、市级临床医学研究中心、市级专家工作室、市级协同创新中心、市级院士专家工作站、市级众创空间、重庆市肿瘤精准医学转化创新创业团队等国家级省部级研究平台 10 个；拥有国家级住院医师规范化培训基地、国家博士后科研工作站、重庆大学研究生联合培养点、广西医科大学研究生培养基地、重庆医科大学硕士联合培养点、重庆市护士规范化培训基地、重庆市肿瘤专科护士培训基地等教学平台 7 个。

按照重庆市战略定位及卫生区域规划，医院秉承"敬业、诚信、求实、创新"的院训与"向善向上、尚德尚学"的核心文化，积极构建以重庆市肿瘤医院牵头的"1515"区域肿瘤防治网，网内同质化建立肿瘤登记、科普宣教、早期筛查、规范诊疗、康复管理为一体的肿瘤完整诊疗服务链，形成"一网一链"区域肿瘤防治体系，引导人民群众正确认识肿瘤的防治诊治，不断创新理念与革新技术，提高医疗服务品质，努力建成国家肿瘤区域医疗中心，为人民群众提供全方位全周期健康服务。

目 录

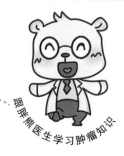

跟胖熊医生学习肿瘤知识

1 原发性骨肿瘤

肿瘤防治科普丛书——骨与软组织肿瘤

2 转移性骨肿瘤

XIV

3 软组织肉瘤

XVI

4 黑色素瘤

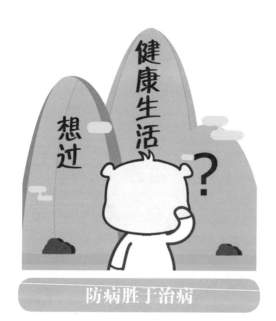

想过 健康生活？

防病胜于治病

1

原发性骨肿瘤

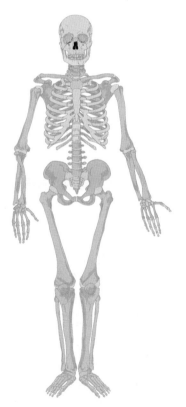

人体全身骨骼图

骨头会长肿瘤吗?

答案是肯定的,骨头也会长肿瘤。人体内的任何组织都是由细胞组成的,骨头也不例外。骨头在医学上称为"骨组织",是构成人体支架、运动器官和系统的重要部分。

当细胞受到一定程度的伤害,如辐射、中毒、病毒感染等,都可能发生细胞或基因的变异,这些都能使细胞发生肿瘤性变化,变为良性或者恶性肿瘤细胞,也就是大家所说的"瘤变"和"癌变"!

什么是骨肿瘤?

骨肿瘤是发生于骨骼或其附属组织(血管、神经、骨髓等)的肿瘤,由骨组织的各种细胞发生变异出现"瘤变""癌变"而形成。骨肿瘤与其他部位肿瘤不同,好发于青少年。

认识原发性骨肿瘤

我们的骨骼也会发生肿瘤，包括良性肿瘤和恶性肿瘤。有些不会影响我们的健康，有些对健康有严重威胁，需要及时发现、早期诊断和早期治疗。

◎ 骨肿瘤分为哪些类型？

骨肿瘤有良、恶性之分。

良性骨肿瘤易根治，预后良好。

恶性骨肿瘤发展迅速，预后不佳，致残及死亡率较高。

还有一类骨病损称瘤样病变，肿瘤样病变的组织不具有肿瘤细胞形态的特点，但同样具有肿瘤的破坏性，一般较局限，容易根治。

◎ 良性骨肿瘤有哪些？

常见的良性骨肿瘤有骨囊肿、骨纤维结构不良、骨软骨瘤、骨样骨瘤、骨瘤、骨化性纤维瘤、非骨化性纤维瘤等。

骨组织的细胞发生异常增殖，呈膨胀性生长，似吹气球样逐渐膨大，生长比较缓慢。由于瘤体不断增大，可挤压周围组织，但一般情况下并不侵入邻近的正常组织内，也不发生远处转移、"扩散"，瘤体大多形状规则、对正常的骨组织破坏程度较小，很少引起病理性骨折。周围常形成包膜、囊壁等所谓的"边界"，因此与正常组织分界明显，手术时容易切除干净，摘除不转移，一般较局限，易根治。很少有复发。

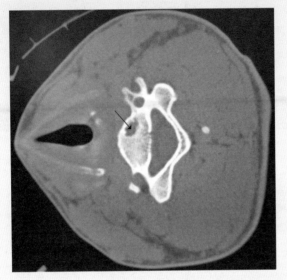

CT 影像下所见颈部椎骨的骨囊肿（黑色箭头所示）

有些良性骨肿瘤患者没有任何症状，只是在诊断其他疾病中，进行影像学检查中意外发现。

◎ 恶性骨肿瘤有哪些？

恶性骨肿瘤又可分为原发性、继发性与转移性三种。

- 原发性骨肿瘤指由骨局部组织长出的恶性肿瘤，原发恶性骨肿瘤以骨肉瘤、软骨肉瘤、纤维肉瘤为多见。
- 继发性骨肿瘤则由良性骨瘤转变而来，如骨软骨瘤恶变为软骨肉瘤。
- 转移性骨肿瘤则是由其他系统的恶性肿瘤发生远处转移至骨骼的后果，常见的有肺癌、前列腺癌、乳腺癌、肝癌、甲状腺癌、子宫颈癌、胃癌、结肠癌、肾癌、鼻咽癌等。转移性骨肿瘤多起源于乳腺癌、肺癌、前列腺癌、肾癌及甲状腺癌等。

大多恶性骨肿瘤恶性较高、发展迅速、容易早期出现转移即所谓的"扩散"，较难根治，易复发，预后不佳，死亡率高。

良性和恶性骨肿瘤区别见下表。

良性和恶性骨肿瘤的区别		
	良性骨肿瘤	恶性骨肿瘤
生长情况	生长缓慢，不侵及邻近组织，无转移	生长迅速，侵及邻近组织器官，可远处转移
局部骨变化	与正常骨界限清晰	浸润性生长，与正常骨界限模糊，可有肿瘤骨
骨膜生长	一般无骨膜增生，病理骨折后可有少量骨膜增生	多出现不同形式的骨膜增生，并可被肿瘤侵犯破坏，形成骨膜三角
周围软组织变化	多不累及周围软组织	多累及周围软组织形成肿块，与周围组织分界不清

◎ 骨肿瘤与"骨癌"是什么关系？

所谓"骨癌"其实是缺乏医学专业知识的老百姓对恶性骨肿瘤的"通称"，以此看出普通百姓对该疾病的恐惧、不理解，只知道是一种很严重、预后很差的疾病，所以把恶性骨肿瘤同大多数"癌"等同起来。

根据组织细胞学的分类和属性划分，骨组织属于间叶组织，医学上把发生于间叶组织的恶性肿瘤称为肉瘤，因此恶性骨肿瘤严格的医学名称是骨肉瘤、软骨肉瘤或者直接称为"恶性肿瘤"，如"恶性纤维组织细胞瘤""恶性骨母细胞瘤"等。

其他组织器官的癌症转移至骨组织的继发性恶性骨肿瘤，应称为"某某癌骨转移"，如"肺癌骨转移""前列腺癌骨转移"。

骨肿瘤除了以上所介绍的恶性以外，当然还有多种良性的骨肿瘤。所以不能把"骨肿瘤"与"骨癌"混同。

【小知识】

间叶组织是医学上组织胚胎学术语，来源于胚胎发育期间中胚层的间充质分化形成的组织器官，包括骨和软骨、结缔组织、脉管组织、淋巴组织、造血组织和脂肪组织。组织胚胎学把人体组织分为四大类，即上皮组织、结缔组织、肌肉组织和神经组织，像口腔黏膜是上皮组织，肱二头肌是肌肉组织等等。

◎ 什么是骨巨细胞瘤?

骨巨细胞瘤是一种较为特殊的原发性骨肿瘤，可能起始于骨髓内间叶组织。本病多在20～50岁发病，女性高于男性。因为在显微镜下该肿瘤的细胞体积巨大，故而得名，是一种介于良性与恶性之间的骨肿瘤，有人认为该肿瘤有潜在的恶性。

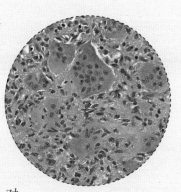

骨巨细胞瘤的病理图像

骨巨细胞瘤具有较强侵袭性，对骨质的溶蚀破坏作用大，容易造成病理性骨折，极少数有反应性新骨生成及自愈倾向，可穿过骨皮质形成软组织包块，刮除术后复发率高，少数可出现局部恶变或肺转移（即所谓良性转移）。骨巨细胞瘤为低度恶性或潜在恶性的肿瘤。

◎ 什么是骨肉瘤?

骨肉瘤，是较常见的发生在 20 岁以下的青少年或儿童的一种恶性骨肿瘤，是骨恶性肿瘤中最多见的一种。下肢负重骨在外界因素（如病毒）的作用下，使细胞突变，可能与骨肉瘤形成有关。

该肿瘤恶性程度较高，发展迅速，容易早期出现转移即所谓的"扩散"，较难根治，易复发，预后不佳，死亡率高。而大家口中所谓"骨癌"其实就是这种肿瘤。

骨肉瘤

骨肉瘤目前仍是儿童和青少年恶性肿瘤死亡率很高的疾病，但早期发现和及时治疗已经从很大程度上提高了该病的生存率。

◎ 什么是尤文肉瘤?

尤文肉瘤是一种低分化的、恶性程度极高的骨恶性肿瘤。它占所有原发性骨肿瘤的 6% ~ 8%，是儿童和青少年最常见的恶性原发性骨肿瘤。疼痛和肿胀是最常见的早期症状，其次是神经根及脊髓等神经功能损伤，部分患者伴低热，血清高密度脂蛋白胆固醇和红细胞沉降率明显升高，有时伴有白细胞计数增多和贫血。病变可产生较大的软组织肿块，主要分布在长骨骨干及骨盆。

与骨肉瘤一样，该疾病若早期发现，及时治疗可以从很大程度上提高该病的生存率。

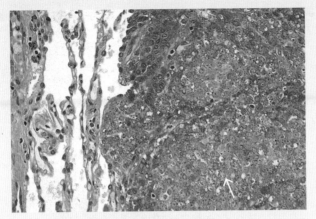

尤文肉瘤（白色箭头所示）转移并侵袭肺部的病理图像

◎ 骨肿瘤的病因有哪些？

骨肿瘤的发病因素很复杂，目前还没有确切的致病因素，一般认为由机体内外因素的综合作用引起。内因有基因学说、内分泌学说等；外因有化学元素物质和内外照射慢性刺激学说、病毒感染学说等。部分多发性骨软骨瘤和纤维样增殖症与家族遗传有关。而且骨的良性肿瘤也可以发生恶变：如多发骨软骨瘤可恶变为软骨肉瘤。

◎ 骨肿瘤的预防措施有哪些？

如上所述，骨肿瘤的发病因素很复杂，目前还没有确切的病因，因此，骨肿瘤在早期预防上仍存在一定难度。

大多数骨肿瘤的预防在于定期体检、早期筛查、早期诊断及早期治疗。

良性骨肿瘤的表现

良性骨肿瘤尽管对生命不会构成威胁，但是有时也会出现一些症状，让患者感觉不适，甚至影响到生活质量，此时需要到医院及时就诊。

◎ 良性骨肿瘤早期症状有哪些？

● **疼痛**：疼痛为骨肿瘤早期主要症状，病初较轻，呈间歇性，随病情进展，疼痛可逐渐加重，发展为持续性。一般以白天疼痛为主，很少出现夜间疼痛，疼痛在活动之后加重，休息可减轻。

● **肿胀或肿块**：位于骨膜下或表浅的肿瘤出现较早，可触及骨膨胀变形。如肿瘤穿破到骨外，可产生固定的软组织肿块，表面光滑或者凹凸不平。

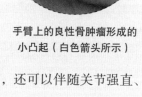

手臂上的良性骨肿瘤形成的小凸起（白色箭头所示）

● **功能障碍**：骨肿瘤后期，因疼痛肿胀而患部功能将受到障碍，可伴有相应部位肌肉萎缩，还可以伴随关节强直、僵硬等症状。

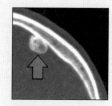

颅骨CT发现的骨瘤，如果持续生长，可能压迫颅内的脑组织

● **压迫症状**：向颅腔和鼻腔内生长的肿瘤，可压迫脑和鼻的组织，出现颅脑受压和呼吸不畅的症状；盆腔肿瘤可压迫直肠与膀胱，产生排便及排尿困难；脊椎肿瘤压迫脊髓而产生瘫痪。

● **畸形**：因肿瘤影响肢体骨骼的发育及坚固

性而合并畸形，以下肢为明显。

● **病理性骨折**：肿瘤部位只要有轻微外力就易引起骨折，骨折部位肿胀、疼痛剧烈，脊椎病理性骨折常合并截瘫。

● **全身症状**：良性骨肿瘤引起的全身症状一般较轻。

◎ 良性骨肿瘤会引起骨折吗？

不管是良性还是恶性骨肿瘤细胞，都会损伤正常的骨组织结构，使得骨组织的连续性、完整性遭到破坏，使骨的坚强性严重减弱，所以容易造成骨折，即通常所讲的"病理性骨折"，良性骨肿瘤同样会造成病理性骨折。

◎ 良性骨肿瘤会恶变吗？

会，良性骨肿瘤细胞在某些因素刺激下，如：辐射、反复手术、病毒感染、物理化学毒素的刺激之下会发生细胞突变，转变为恶性肿瘤细胞。例如：骨软骨瘤恶变为软骨肉瘤，骨巨细胞瘤恶性变为骨肉瘤等。

◎ 良性骨肿瘤会转移吗？

良性骨肿瘤细胞的生物学行为较为"温和"，一般不会发生转移，而骨巨细胞瘤和成软骨细胞瘤虽被认为是一种良性肿瘤，但其可以转移到肺部。转移灶也是一种良性病灶，其在显微镜下和原发肿瘤的外观相同。在骨巨细胞瘤中约 2% 的患者会发生转移，在所有复发病例中发生率为 6%。

恶性骨肿瘤的早期症状

恶性骨肿瘤的症状通常比良性骨肿瘤严重，随着病情的进展，显著影响患者的生活质量。因此，如果你有骨和关节的任何不适，请及时到医院正规诊治，查明原因。

◎ 恶性骨肿瘤的早期症状有哪些？

● **疼痛**：为骨肿瘤早期出现的主要症状，病初较轻，呈间歇性，随病情的进展，疼痛可逐渐加重，发展为持续性。疼痛可在白天，但较多出现于夜间，呈夜间疼痛较重，严重影响睡眠。

夜间疼痛是恶性骨肿瘤的特征性症状。因为白天，机体、脑力活动较多、新陈代谢水平高，注意力不集中，机体正常组织血供丰富，给肿瘤的血供相对较少，肿瘤在白天"闹事"的机会、程度都比较轻。

一旦到了夜间，机体休息了，处于静息状态，脑力、体力活动水平降到最低，机体新陈代谢水平明显下降，注意力不易集中，机体正常组织血供明显下降，肿瘤组织得到较多的血供营养，肿瘤便开始夜间"闹事"了。

● **肿胀或肿块**：位于骨膜下或表浅的肿瘤出现较早，可触及骨膨胀变形。如肿瘤穿破到骨外，可产生固定的软组织肿块，表面光滑或者凹凸不平。

● **功能障碍**：骨肿瘤后期，因疼痛肿胀而患部功能将受到障碍，可伴有相应部位肌肉萎缩，还可以伴随关节强直、僵硬等症状。

● **压迫症状**：向颅腔和鼻腔内生长的肿瘤，可压迫脑和鼻的组织，因而出现颅脑受压和呼吸不畅的症状；盆腔肿瘤可压迫直肠与膀胱，产生排便及排尿困难；脊椎肿瘤可压迫脊髓而产生瘫痪。

● 畸形：因肿瘤影响肢体骨骼的发育及坚固性而合并畸形，下肢尤为明显。

● 病理性骨折：肿瘤部位只要有轻微外力就易引起骨折，骨折部位肿胀疼痛剧烈，脊椎病理性骨折常合并截瘫。

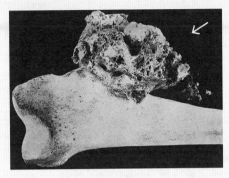

股骨的骨肉瘤（白色箭头所示）引起局部畸形

● 全身症状：恶性骨肿瘤后期由于肿瘤的消耗、毒素的刺激和痛苦的折磨，可出现一系列全身症状，如失眠、烦躁、食欲不振、精神萎靡、面色苍白，进行性消瘦、贫血、恶病质、恶性肿瘤引起的发热等。

◎ 肿瘤部位发热怎么回事？

肿瘤部位发热的原因较多，较常见的有：

● 肿瘤部位血液供应非常丰富，血流速度快、局部组织代谢增加，造成发热。

● 机体免疫激活，使得有免疫功能细胞因子聚集于肿瘤局部，如肿瘤坏死因子、白细胞介素等，它们都是能导致机体组织发热的致热源。

● 肿瘤细胞、组织坏死后造成所谓的"癌性发热"。

● 肿瘤组织局部出现细菌感染，造成感染性炎症而出现发热。

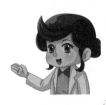

恶性骨肿瘤的早期诊断

当临床医生怀疑你的症状是恶性骨肿瘤时，会安排很多检查进一步明确诊断，包括生化检查、影像学检查和病理学检查等，医生要了解疾病对你身体的影响，便于制订治疗策略。

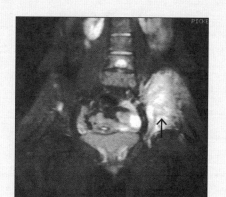

磁共振示左髂骨尤文肉瘤（黑色箭头所示）

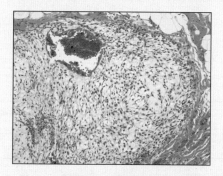

胸壁软骨肉瘤病理图像

◎ **恶性骨肿瘤应该怎样诊断和检查？**

与所有恶性肿瘤的诊断一样，诊断原则遵循"三位一体"原则，即临床表现 + 影像学资料 + 组织病理学检查。

- 影像学检查：X 线片、CT、MRI 等，局部检查。

- 全身内脏彩超、全身骨扫描等检查，确定有无恶性骨肿瘤转移病灶。

- 实验室检查，即所谓的抽血化验：肿瘤标志物、碱性磷酸酶、酸性磷酸酶等。

- 组织病理学检查，明确恶性肿瘤的性质及具体类型。

◎ 骨扫描对身体有损害吗？

所谓骨扫描即大家俗称的"骨显像"，利用放射性同位素对机体组织显影的特性进行组织检查，是核医学的常用检查项目之一。

同位素全身骨扫描是通过放射性核素检测骨组织的形态或代谢异常。虽然检查前会注射少量放射性药物，但放射性同位素的剂量较小，只会产生很低剂量的放射性射线，如 X 射线等，远远低于致病的放射剂量，对于机体是较为安全的检查方式，而且在机体内很快被代谢完，对人体并无大的危害，不会产生远期的辐射后遗症，因此并不需要过分担忧。

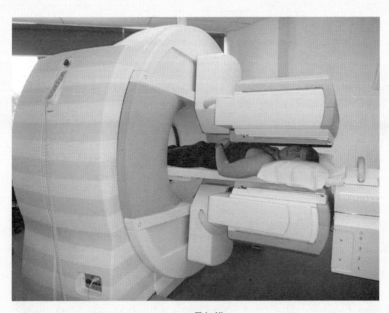

骨扫描

◎ 骨扫描的临床应用有哪些?

骨扫描用于下列情况:
- ● 原发性骨肿瘤及骨肿瘤的软组织和肺转移的早期诊断。
- ● 原因不明的骨痛。
- ● 骨骼病理组织学检查部位。
- ● 放疗计划。

◎ 穿刺活检会引起转移吗?

细针穿刺进入肿瘤病灶,会在肿瘤病灶与周围正常组织形成通道,肿瘤细胞会不会通过这种通道蔓延、种植到周围组织,长出一个新肿瘤来? 细针穿刺进入肿瘤病灶,会导致出血,肿瘤细胞会不会

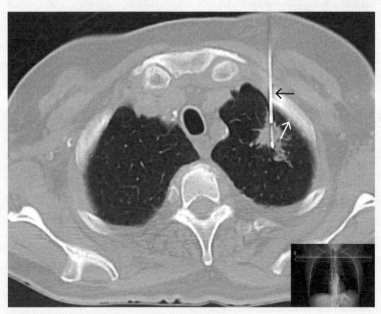

CT 引导下肺癌穿刺活检,黑色箭头所示为穿刺针,白色箭头所示为肺癌包块

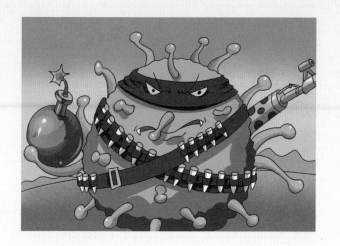

通过血管转移到身体其他部位？这可能是肿瘤患者最害怕的两个问题。但据国内外大样本的统计表明，经过穿刺后发生种植转移的发生率不到千分之一。

穿刺针芯外层为保护套管，穿刺肿瘤组织后，套管将肿瘤组织封闭在针芯内，隔绝了和正常组织的接触，减少了种植的机会。另外，穿刺针非常纤细，不会损伤大的血管，穿刺后引发出血的机会很小，显著减小肿瘤细胞随着血管播散的可能。最后，肿瘤细胞像种子一样，必须在合适的土壤内才能发芽，肿瘤细胞也必须在合适的机体环境内才能存活。一般情况下，由于机体免疫系统的存在，癌细胞还未到达合适的存活环境就已经被免疫细胞吞噬、杀灭。

穿刺活检需要有经验的医师按照规范化操作步骤进行，如行手术治疗，穿刺点必须包含在手术切除范围内，以减少发生针道转移可能，待明确病理诊断后，即开始针对性的治疗，肿瘤还未来得及转移或种植就已经被杀死。所以，穿刺活检导致肿瘤种植或转移的可能性微乎其微。

良性骨肿瘤的规范治疗

良性骨肿瘤尽管属于良性疾病，但有些会发生病理性骨折、转变为恶性骨肿瘤的风险，因此，诊断明确后，要听从医生的建议，是选择定期随访，还是立即治疗。

◎ 良性骨肿瘤如何治疗？

良性骨肿瘤有继续发展增大、造成病理性骨折、恶变等可能，所以治疗上以外科手术彻底清除病灶、灭活为主，大部分病例需要在彻底清除病灶、灭活的基础上进行重建及恢复肢体的功能，避免术后病理性骨折，将复发概率降到最低。

重建方式如：植骨填充、骨水泥填充、内固定重建、假体置换重建。

◎ 良性肿瘤需要手术吗？

良性骨肿瘤以外科手术治疗为主，具体手术方式如下。

- 彻底清除病灶、灭活：肿瘤瘤体切除灭活、瘤段切除等。
- 重建：植骨填充、骨水泥填充、内固定重建、假体置换。

◎ 良性骨肿瘤术后会复发吗？

所有良性骨肿瘤术后均有复发的可能性，具体复发的概率与手术清除病灶、灭活是否彻底及肿瘤本身的性质有关。

骨母细胞瘤、骨巨细胞瘤均为较易复发的骨肿瘤，复发之后建议再次手术，并建议行比前次根治范围更大的手术方式，如瘤段切除、假体置换。

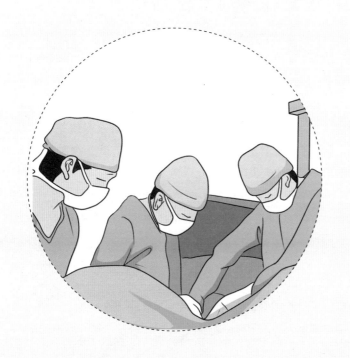

恶性骨肿瘤的手术治疗

恶性骨肿瘤一旦诊断明确后，应尽早到正规医院进行规范化治疗，医生会根据你的病情、身体状况，为你制订最佳的治疗方案，通常首先会为你建议外科手术治疗。

◎ 恶性骨肿瘤怎么治疗?

恶性骨肿瘤的治疗方法主要有包括:

- 手术彻底清除病灶:肿瘤瘤体切除、肿瘤刮除灭活、瘤段切除根治切除（截肢、关节离断术），视肿瘤的种类决定手术方式。
- 手术功能重建:植骨填充、骨水泥填充、内固定重建、假体置换重建等方式，视肿瘤的种类决定手术方式。
- 术前、术后给予适当的辅助化疗、新辅助化疗，疗程、药物及其剂量视肿瘤的种类决定。
- 恶性骨肿瘤放疗。
- 靶向药物治疗。

◎ 恶性骨肿瘤手术方式有哪些?

大体分为截肢（关节离断）、保肢手术两大类，根据肿瘤的恶性程度、患者的意愿而决定。

保肢手术分为:①囊内彻底刮除病灶、灭活重建术;②囊外扩大切除、灭活重建术;③瘤段切除、假体重建术;④根治性瘤段切除、假体重建。具体术式依据肿瘤大小、侵犯的组织层次、类型、生物学行为等因素决定。

截肢手术分为截肢术、关节离断术，根据肿瘤大小、侵犯的组织层次、类型、生物学行为等因素决定截肢、关节离断的平面。

◎ 恶性骨肿瘤需要截肢吗？

不一定，恶性骨肿瘤是否选择截肢手术应根据肿瘤大小、侵犯的组织层次、类型、生物学行为等因素决定，恶性程度较低、分化较高、侵犯部位和侵犯层次较为局限的恶性肿瘤，可选择保肢手术。是否行保肢手术还需要结合患者的意愿及经济承受能力综合考虑。

对于恶性程度较高，如低分化的成骨肉瘤、尤文肉瘤，分化较差、较容易转移的肢体恶性骨肿瘤，为安全起见，应选择根治性截肢手术或者关节离断术。

◎ 人工关节的使用寿命有多长？

理论上人工关节假体的使用寿命为 10 ~ 20 年。不过，每一个植入人工关节假体的患者，其具体使用的年限要受到一些因素的影响。

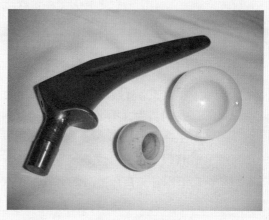

一些人工髋关节实物

◎ 影响假体使用寿命的因素有哪些？

影响假体使用寿命的因素归纳为以下几点：

● 患者因素

肥胖、骨质疏松、术前下肢内外翻畸形程度、关节活动功能、下肢骨性结构发育异常、骨缺损程度大、合并影响下肢肌肉力量的疾病，都会降低手术后的假体存使用寿命。此类患者手术难度较大，术中遇到复杂情况的可能性更高，假体安放的位置选择也具有一定的不确定性，对下肢力线矫正的影响更大，加速假体的磨损。

● 手术因素

未能结合患者的个体情况进行术前评估并制订手术方案。术中操作技巧局限，关节周围软组织的平衡破坏，未能对生物力学功能进行重建。

● 假体因素

关节置换假体材料很多,更是有进口和国产之分。我们认为，不一定贵的就是好的，是对的。每个医生需要根据患者个体情况选用最合适的假体型号和材料。

● 术后使用因素

在手术之后，需要对患者提供专业的康复计划，指导其功能锻炼。术后康复不良，造成肌肉萎缩，导致关节不稳，更易损伤假体。过度运动，不正确的关节姿态，比如经常深蹲、盘腿、压腿等，也会造成假体局部的过度受力而磨损。不当的运动也会增加外伤的危险，造成假体周围骨折。

● 感染

关节感染是对关节假体使用威胁最大、最凶险的因素，一旦出现术后感染，造成关节疼痛、功能障碍，往往是灾难性的；若关节感染控制不住，只能进行翻修手术甚至假体取出，将严重影响生活质量。

因此医师、患者双方要相互配合，合理地设计、安装、使用关节是最重要的。控制体重、使用助行器、尽量避免重负荷活动是对关节假体有益举动。

◉ 截肢之后对生活影响大吗？

肢体丧失对生活有一定的影响，具体与截肢的平面、是否保留关节、部位、假肢的功能有关。

● 截肢平面越高，肢体丧失部分越大，对生活自理能力影响越大。

● 扩大关节截肢、关节离断比保留关节的截肢对生活自理能力影响较大。

● 上肢的自然功能比下肢多，因此，上肢截肢比下肢截肢对于生活自理能力影响较大。

● 术后安装假肢的种类能影响生活自理能力。

总而言之，截肢术后，对患者的日常生活有一定的影响，患者丧失部分生活自理的能力，但是随着义肢技术的不断进步，这种影响正在逐步地缩小。有的假肢技术甚至可以帮助失去肢体的残障人士实现梦想，比如"刀锋战士"！关键看你是不是意识到："你失去的只是肢体，而不是全部的生活！"

◎ 3D 打印技术较传统的假体植入的优点有哪些?

3D 打印技术制作假体的主要优势在于"个性化",根据不同病例的具体情况、手术切除重建需要制定最适合该患者的假体,如大小、长度、特别的部件等,使得假体的制作较传统的假体更加符合该患者的生理解剖学特征、病理解剖学特征,以满足术后患者肢体、关节功能尽可能恢复的要求。如在肱骨上段恶性肿瘤瘤段切除之后的假体设计,可以依据患者的生理解剖学特征、病理解

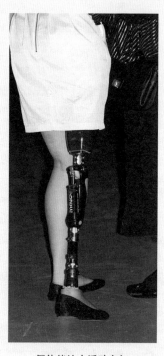

假体能让人活动自如

剖学特征在肩袖缝合的功能重建环节上设计出特殊的部位或部件。

◎ 什么是幻肢痛?

幻肢痛又称肢幻觉痛,系指患者感到被切断的肢体仍在,且在该处发生疼痛。疼痛多在断肢的远端出现,疼痛性质有多种,如电击样、切割样、撕裂样或烧伤样等。表现为持续性疼痛,且呈发作性加重。各种药物治疗往往无效。

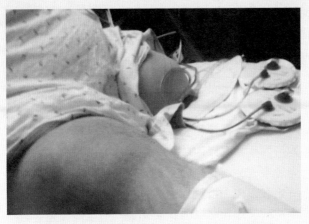

截肢后，患者能幻觉到截掉的肢体仍然存在且疼痛

◎ 幻肢痛的机制是什么?

对幻肢痛的发生原理，目前尚无统一意见。研究表明，幻肢痛可能与感觉传入的各个环节发生变化有关，如外周感受器、感觉传入纤维、脊髓传导通路、丘脑，甚至皮质出现改变。

临床观察发现，截肢平面愈高，幻肢痛发生率愈高；上肢截肢幻肢痛的发生率比下肢截肢高；6岁之前的儿童截肢未见术后幻肢痛。

◎ 幻肢痛的临床表现有哪些?

● 幻觉

几乎所有被截肢的患者都有过"幻觉"，一种对已失去肢体的感觉，其原因可能是缺如的肢体在大脑中留下的神经学印迹和记忆。患者可以感受到非正常的肌肉运动，如感觉肢体不在正常位置，也常感觉到肢体长度、大小和温度的变化。

● 残端痛

表现为残肢的局部性疼痛，其原因包括神经瘤形成、骨刺、感染、局部缺血、坏死、粘连、肌肉痉挛、残端营养不良和不合适的假肢等。残端痛可出现于 13% ~ 71% 的残端，50% 发生于截肢后近期，13% 则 1 年后出现。

● 幻觉痛

这是一种神经型疼痛，全身各部位组织切除后均可发生，尤以四肢和乳房切除后多见。对大多数患者来说，幻觉痛会随着时间的推移而减退，但部分患者表现为持续性疼痛，日常生活会受影响。幻觉痛的强度和频率变化非常大，通常被描述为典型的神经痛症状，如间断剧烈的刺痛加表面持续的烧灼感、痉挛痛、跳痛及压榨性疼痛等。

◎ 怎样才能缓解幻肢痛呢？

● 药物治疗

目前，对于幻肢痛的治疗无任何特效药。常用药物有三环类抗抑郁药、抗惊厥药、降钙素、甲基D天冬氨酸（NA）受体拮抗剂、镇痛药和麻醉药等，用手有节律地轻拍叩击残肢末端。

● 物理治疗

在国内，对幻肢痛的物理治疗多采用经皮神经电刺激、干扰电、水疗和蜡疗等方法。也有研究使用对人体无害的电刺激仪器对残肢和嘴唇进行触觉刺激治疗，其结果显示长期的触觉训练对邻近大脑感觉运动代表区的传入神经有阻滞作用，从而可改变相应脑皮质组织的神经元连接，达到治疗或缓解疼痛的作用。

● 心理、行为治疗

截肢后的患者多有沮丧、悲观、消沉和逃避等心理反应，以至于难以回归社会。通过对大量截肢后幻肢痛患者进行问卷调查发现，与疼痛相比，残疾本身对截肢患者的影响更为消极。因此，生物、心理、社会因素对幻肢痛有重要的调节作用。截肢患者对待疾病的心态不同，对疼痛的耐受性也存在差异，应对患者进行不同时期的心理评定，并根据疼痛测试和评定结果制订个体化心理治疗方案。

● 功能锻炼

患肢残端功能锻炼不仅有利于残肢功能恢复，而且可防止并发症的发生。截肢后根据病情循序渐进地进行残肢训练，先是练习呼吸运动、健肢的运动和残肢部分肌肉的运动。伤口拆线后立即进行残肢肌肉的主动运动、抗阻力运动、截肢侧关节活动练习和按摩，并在残端均匀地压迫、绑扎，促使残端软组织收缩。另采用残端踩蹬，并逐渐增加残端的负重，以强化残肢面的韧性及肌肉力量，促进新血管形成，减少患肢疼痛的感觉。

● 手术治疗

以往认为外科手术是治疗幻肢痛的最后方法，然而近年研究表明其疗效欠佳。残肢端修整术或神经瘤切除术对残端神经瘤引起幻肢痛的患者可能有效。脊神经根入口损毁术可缓解幻肢痛，但对残肢痛无效。颅内刺激术也常用于治疗幻肢痛。

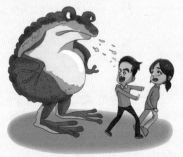

恶性骨肿瘤的非手术治疗

恶性骨肿瘤除了外科手术治疗外，放疗和化疗也是重要的治疗策略，因为恶性骨肿瘤细胞可以转移到肺部、脑部、肝脏等全身各处，需要用放射线和药物去杀灭肿瘤细胞。

◎ **恶性骨肿瘤需要放疗、化疗吗？疗程是多少？**

大部分恶性骨肿瘤需要术前、术后的辅助化疗、新辅助化疗，部分还需要放疗。骨肉瘤需术前化疗4～6周期，2～3个月；术后化疗12～18周期，8～12个月。

◎ **PICC 是什么？**

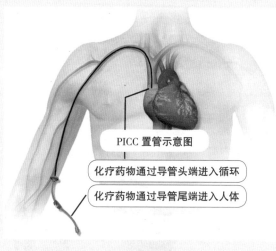

PICC 置管示意图

化疗药物通过导管头端进入循环

化疗药物通过导管尾端进入人体

PICC 是英文 peripherally inserted central catheter（经外周静脉置入中心静脉导管）的简称，用于五天以上的中长期静脉治疗或静脉输注高渗性有刺激性药物。广泛应用于临床患者多轮、长期化疗中，减少化疗药物刺激造成的外周静脉炎，这种技术的推广应用，大大地减轻了化疗对于外周静脉血管的副作用及损害，使得长期、多轮次化疗的开展成为可能。

◎ 化疗的副反应有哪些？

化疗药物为细胞毒药物，或多或少会出现一些毒副作用，最常见的副反应：

● 消化系统反应

恶心、呕吐、腹泻和便秘等。其中恶心呕吐是化疗最常见的反应之一，近年来一些强力有效的止吐药上市，使得化疗后的恶心和呕吐反应大大减轻。

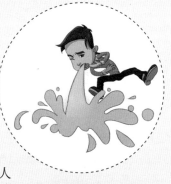

● 骨髓抑制

骨髓是人体造血器官，人体血液的大部分血细胞都是由骨髓制造，但是化疗药物可以阻止、抑制骨髓造血的过程，引起一系列的并发症，如白细胞和血小板减少等。严重减少有时会导致严重感染、出血等并发症。一般停止化疗后 1 ~ 2 周会自行恢复，部分较严重的骨髓抑制可使用有效提升白血病和血小板的药物。尽管如此，骨髓抑制是化疗之后最严重、最危险的并发症。

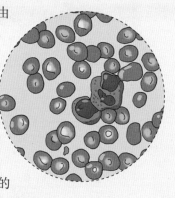

● 脱发

是抗肿瘤药物常见的不良反应之一，引起该副作用的主要药物有多柔比星、博来霉素、柔红霉素、环磷酰胺、甲氨蝶呤、达卡巴嗪等。脱发是化疗药物损伤毛囊所致，通常发生在 1 ~ 2 周期，2 个月内显著。其程度常与药物的种类、剂量、治疗方案、给药途径及个体因素有关。

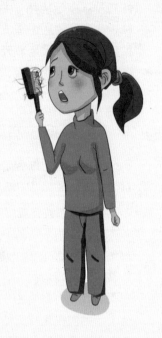

脱发是最为常见的皮肤副反应,常造成患者心理、情绪上的损害甚至会放弃治疗。有研究表明化疗期间采用冷却头皮的方式可减少脱发反应。首先从精神上给予支持，告知患者脱发一般是可逆的，在停止化疗后会重新长出新发。其次给予患者关于头发护理的有益指导，建议戴假发等改变外形，同时避免使用刺激性洗发水，选择性质温和的洗护用品和柔软的梳子梳头，以减少不良刺激。

● 远期毒性

大部分的抗肿瘤药物能过诱导机体细胞突变，某些药物可以导致第二肿瘤的发生、不育、致畸等。

● 器官毒性

化疗会引起全身多系统、多器官毒性，这些毒副作用可能让你出现不适，影响生活质量，不过医护人员会针对这些毒副作用，采取相应的处置措施，让你感到更舒适。化疗药物引起的主要器官毒性详细内容见后文。

● 其他

大部分化疗的不良反应和毒副作用是可逆的，通过一些辅助药物的使用可以控制或者减轻毒副作用。但化疗毕竟是一种较为激烈的治疗手段，因此，临床医生应该严格掌握化疗适应证、规范合理地制订化疗方案和采取必要的预防措施。

◉ 化疗药物引起的心脏毒性有哪些?

肿瘤治疗中心血管的副作用包括多个方面。心律失常、心肌缺血、充血性心力衰竭、外周血管疾病以及心包疾病都有可能由肿瘤治疗引起。使用蒽环类药物化疗是临床治疗肿瘤中出现心力衰竭最常见的原因。

化疗药物的临床表现，根据心脏毒性的严重程度，患者表现不一。

● 轻者可无症状，仅心电图表现为心动过速，非特异性 ST-T 段改变，QRS 电压降低。窦性心动过速通常是肿瘤患者心脏毒性作用的最早信号。

● 重者则心悸、气短、心前区疼痛、呼吸困难，临床表现为心绞痛，还可以出现心肌炎、心肌病、心包炎，甚至心力衰竭、心肌梗死。

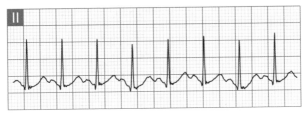

化疗患者心电图描记提示窦性心动过速，即
窦性心率大于 100 次 / 分

◎ 化疗药物心脏毒性的防治和注意要点有哪些？

化疗药物相关心脏毒性的防治要点：

- 化疗前应先告知医师有无心脏病病史，做心电图、动态心电图、心脏彩超等检查，了解心脏基础情况。

- 限制蒽环类药物蓄积量，必要时查血药浓度，对于阿霉素的累及计量超过 450 ~ 500mg/m^2 时，出现出血性心力衰竭的发病率迅速增高，可能达 25%，因此需要严密控制药物的使用总量。

- 改变给药方法，延长静脉点滴时间可减少心脏毒性。同时使用保护心脏的药物。

- 给予心电监测，密切观察病情变化，重视患者的主诉。发现病情变化时立即通知医生进行处理。

- 指导患者戒除吸烟、饮酒、高胆固醇饮食等可能导致心脏疾患的生活方式。嘱患者注意劳逸结合、少食多餐，以减少心肌耗氧量及心脏的负担，避免引起反射性心律失常。

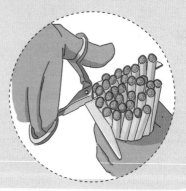

◉ 化疗药物引起的泌尿系统毒性有哪些?

化疗引起的泌尿系统毒性主要是尿道内刺激反应和肾实质损害两类。

● 肾脏毒性

常见的药物有顺铂、光辉霉素、丝裂霉素、大剂量甲氨蝶呤等。尤其是顺铂最易引起肾脏毒性,主要是损伤肾小管。目前没有一种检查可以敏感地反映出肾小管的受损程度。

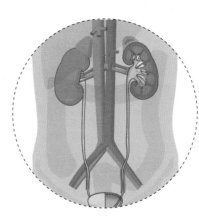

主要的临床表现:尿中出现红细胞、白细胞和颗粒管型,尿素氮、肌酐升高,肌酐清除率下降。

● 出血性膀胱炎

主要的药物有喜树碱、环磷酰胺、异环磷酰胺等。

临床表现:尿频、尿急、尿痛以及血尿,其程度与药物剂量大小有关。

● 尿酸性肾病

发生机制:对化疗敏感的肿瘤如急慢性白血病、非霍奇金淋巴瘤等,在联合化疗后,大量肿瘤细胞被迅速破坏,血液中尿酸急骤增加,在肾脏集合管形成结晶,影响尿液生成。

临床表现:少尿或无尿,尿 pH 值下降,血浆尿素氮及肌酐增高出现尿毒症。

◎ 化疗药物引起的泌尿系统毒性的防治要点有哪些?

化疗药物相关泌尿系统毒性的防治要点:

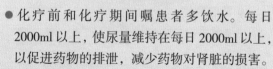

- 化疗前需进行相关肾功能检查。
- 化疗前和化疗期间嘱患者多饮水。每日2000ml以上,使尿量维持在每日2000ml以上,以促进药物的排泄,减少药物对肾脏的损害。
- 使用顺铂时需要进行水化,每日输液量3000ml,同时使用利尿剂和脱水剂保持尿量在2000ml以上,每小时尿量在100ml以上,注意保持电解质平衡。输注甲氨蝶呤时需用亚叶酸钙解毒,输注异环磷酰胺时用美司钠解毒。
- 对于尿酸性肾病的防治,除每日给予大量液体促进尿量增多外,还可以口服含碱性的药物,以利于尿酸溶解。同时应注意控制食入含嘌呤高的食物,如肉汤、动物内脏、花生、瓜子、啤酒,海鲜等,多食用新鲜蔬菜水果等。
- 教会患者或家属观察尿液的性状,准确记录尿量,出现异常及时通知医护人员。

◎ 化疗药物引起的肝脏毒性有哪些?

化疗药物引起的肝脏反应可以是急性而短暂的肝损害,包括坏死、炎症,也可以是长期的慢性肝损伤如纤维化、脂肪变性、肉芽肿形成等。

急性肝损害通常发生于化疗结束后1～2周,一般不严重。

慢性肝损害通常发生于长期多疗程的化疗后，需要长期给予保肝治疗等。主要的药物有甲氨蝶呤、环磷酰胺、柔红霉素、放线菌素等。

化疗药物引起的肝脏毒性临床表现有：乏力、食欲不振、恶心呕吐、肝脏肿大、血清转氨酶和胆红素升高，重则出现黄疸甚至急性肝萎缩。

◎ 化疗药物引起的肝脏毒性的防治要点有哪些？

化疗药物相关肝脏毒性的防治要点：

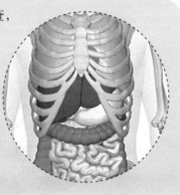

- 化疗前后进行功能检查，如有异常应慎用化疗药物，必要时先行保肝治疗。

- 观察病情，了解患者的主诉，如食欲下降、厌食厌油、肝区疼痛、黄疸等，及时发现异常及时处理。

- 化疗期间遵医嘱使用保肝护肝的药物。

- 嘱患者进食清淡可口的食物，增加蛋白质和维生素的食物，如进食蛋类、奶类、新鲜瓜果蔬菜等，避免进食油腻、油炸类及动物内脏等，减少肝脏的负担。

- 做好心理护理，减轻焦虑，保持心情愉悦，避免熬夜等。

◎ 化疗药物引起的神经毒性有哪些?

常见引起神经系统毒性的化疗药物有奥沙利铂、顺铂、长春碱类、阿糖胞苷、异环磷酰胺、甲氨蝶呤,紫杉醇等。

化疗相关神经毒性的临床表现:

- 周围神经炎:主要表现为感觉异常,指(趾)麻木、腱反射消失,肢端感觉迟钝,烧灼样、钳夹样的阵发性疼痛,往往伴有感觉或运动功能丧失,有时还可发生便秘或麻痹性肠梗阻。

- 中枢神经毒性:主要表现为感觉异常、振动感减弱、刺痛、步态失调、共济失调,严重者头痛、恶心、呕吐,意识改变、精神异常、嗜睡、昏迷甚至死亡。

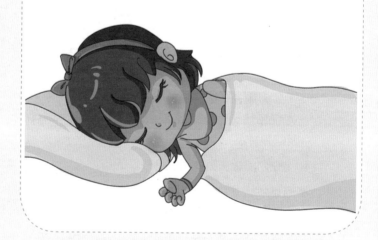

◎ 化疗药物引起的神经毒性的防治要点有哪些?

化疗药物相关神经毒性的防治要点:

- 密切观察毒副反应,定期做神经系统检查,

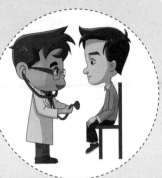

一旦出现应立即停药或换药，并遵医嘱给予营养神经的药物治疗。

● 用药过程中嘱患者卧床休息，或缓慢活动，变换体位时宜缓慢，避免发生体位性低血压。如厕、活动时最好有人陪同，以免发生跌倒等意外。

● 若患者出现肢体活动或感觉障碍，应加强护理，擦浴及泡脚时水温控制在50℃，避免打开水或拿锐器等，以免烫伤、扎伤等，适当给予按摩、被动活动等。

● 做好日常的护理工作，为患者创造一个安全的居住环境，减少磕碰，同时给予心理支持。

◎ 化疗期间应注意什么?

化疗期间主要注意化疗副作用引起的并发症的防治，相关建议：

● 防治骨髓抑制引起的感染、出血等并发症；

● 防治化疗造成呕吐引起电解质失衡等并发症；

● 防治化疗造成内脏毒性损伤等并发症，如化疗药物造成的肝损伤、肾损伤、心脏损伤、末梢神经炎等；

● 加强患者的营养支持，纠正低蛋白血症、贫血等并发症；

● 加强患者的心理护理；

● 多饮水，促进利尿及药物代谢产物的排泄，减轻毒副作用。

◎ 白细胞降低会有什么危害？

白细胞降低为化疗药物造成骨髓抑制使得外周血白细胞缺乏的常见并发症，会造成机体抗感染的能力严重下降，出现局部、全身严重感染，如败血症、脓毒败血症、条件致病菌感染，严重者会致感染性休克，危及生命。

◎ 血小板降低会有什么危害？

血小板降低为化疗药物造成骨髓抑制使得外周血血小板缺乏的常见并发症，会造成机体出血风险增加，严重者导致凝血功能障碍，出现颅内出血，颅内高压、脑疝形成而直接危及生命。出现重要内脏出血，如脾、肾、肝脏出血，造成失血性休克，直接危及生命。

◎ 恶性骨肿瘤术后复发怎么办？

完善检查，评估病情，制订再次治疗方案，明确有无远处转移、"扩散"，决定是否需再次手术及再次手术方式，再次进行放疗、化疗等恶性综合治疗。

◎ 恶性骨肿瘤发生肺转移、全身转移怎么办？

根据病情再次评估结果制订再次进行放疗、化疗等综合治疗方案。

良性骨肿瘤的康复管理

良性骨肿瘤经过治疗后，还要遵医嘱进行康复管理，医生要随访治疗效果，另一方面还要帮助你恢复健康，特别是术后的生活指导。

◎ 良性骨肿瘤术后如何进行康复锻炼？

骨肿瘤患者，术后卧床时间相对较长，鼓励患者在允许范围内进行功能锻炼，防止肌肉萎缩、关节强直和静脉血栓。

术后 48 小时，开始锻炼肌肉舒缩，禁止影响骨和肌肉稳定性的活动。

术后 3 周，可做手术部位远近关节活动，但不负重。

术后 6 周，进行全身及重点关节的活动。逐渐加大力度，并可辅以理疗、按摩等。骨肿瘤术后愈合时间较长，3 个月或半年，或更长时间，特别是修复手术缺损需要植骨的患者，正常需要 1 ~ 2 年方能恢复正常，术后功能锻炼要循序渐进，逐渐恢复正常功能活动。

◎ 良性骨肿瘤术后需要复查吗？

部分良性骨肿瘤存在复发可能,故需要定期复查,往往是 3 个月或半年复查一次,复查时间可能长达3 年或 5 年不等。

恶性骨肿瘤的康复管理

恶性骨肿瘤患者接受规范化治疗后，还要遵医嘱进行康复管理。医生一方面要随访治疗效果，了解有无复发，另一方面要指导你的健康恢复，让你更好的生活！

◎ 膝关节置换术后如何进行功能锻炼？

术后康复缓慢，常需要 1 ~ 2 年时间才能达到一个很好的功能状态，鼓励患者参加有组织的物理治疗 6 ~ 9 个月，训练股四头肌和小腿力量，适当加大膝关节屈、伸锻炼，进行行走练习。具体分为主动等长收缩功能锻炼、持续被动运动（CPM）功能锻炼、膝关节主动功能锻炼、站立行走下蹲运动等四个步骤。

- 主动等长收缩功能锻炼：踝关节屈曲、环转活动，绷紧您的大腿肌肉，尽量伸直膝关节，保持 5 ~ 10 秒钟。两分钟内做 10 次，休息 1 分钟再作同样的练习直到您感觉大腿肌肉有些疲劳，其目的是促进血液循环，防止血栓形成和防止组织粘连。
- CPM 功能锻炼：防止组织粘连造成的关节僵硬、强直。
- 膝关节主动功能锻炼：进一步组织粘连造成的关节僵硬、强直，同时恢复膝关节周围肌力。
- 下蹲、站立行走：整体恢复膝关节功能。

◎ 截肢术后患者如何进行功能锻炼？

截肢术后伤口愈合就可以下床，在护理人员指导下练习扶拐行走，保持身体平衡，待截肢皮面肌肉及骨愈合常需 2～3 个月时间，此时即可试戴假肢。

具体步骤分为：

● 穿戴假肢前的康复治疗

截肢术后短期康复：术后的冷冻治疗、物理因子治疗（含高、中、低频）、心肺功能的康复等。

功能锻炼：截肢手术后应特别注重残肢和全身的功能锻炼。功能锻炼是康复治疗中必不可少的组成部分，离开它，功能恢复不仅慢且不理想。

功能锻炼可以促进局部及全身的血液循环，促进残肢肿胀的消退；可以减少肌肉废用性萎缩和关节粘连僵硬，促进残肢和全身运动功能的恢复，避免各种废用综合征的发生。

功能锻炼应尽早开始，一般手术后第一天即应在床上进行健肢运动，三四天开始残肢的主动运动。上肢截肢时应强调早期起床活动，下肢截肢时应尽早在步行器或平行杠内练习单腿步行或扶拐步行。

超声波治疗：超声波治疗有帮助残肢消肿、镇痛、软化瘢痕的作用。残肢部分皮肤会与假肢接受腔直接接触，当外伤后皮肤损伤、手术后、烧伤，烫伤等各种原因导致的残肢有瘢痕，在穿戴假肢时容易导致瘢痕处摩擦损伤或形成张力性水泡。通过超声波治疗配合残肢角质化训练，能够软化瘢痕，增强瘢痕的耐磨性，让截肢者早日适应穿戴假肢。

残肢角质化训练：用毛巾、牙刷、手法等摩擦、按摩残肢皮肤可以促进残肢皮肤耐磨性、缓解患者的幻肢痛等。

关节活动手法：截肢术后，由于长期制动、关节骨折、瘢痕挛缩等原因可能会导致残肢关节挛缩。

● 穿戴假肢后的康复训练

假肢的穿戴训练：教会患者穿戴假肢。

站立平衡训练：练习双下肢站立、重心转移、健肢站立平衡、假肢侧站立平衡。

步行训练：先在双杠内训练，最后到独立步行、转弯、上下楼梯、过障碍物、地面上拾物训练以及跌倒后起立训练等。

生活自理能力训练：穿戴假肢后回归社会的能力训练。

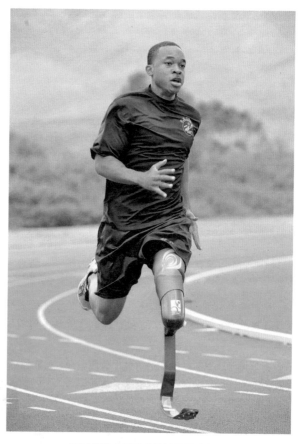

通过训练，假肢也能让你健步如飞

◎ 骨肿瘤患者的饮食要注意哪些事情?

术后当天根据患者麻醉方式采取清淡易消化饮食,之后鼓励患者进食高蛋白、高热量、高维生素和易消化的饮食,多吃水果、蔬菜,多饮水。恶性骨肿瘤术后,耗气伤血,宜多食用补气养血之品,采用粳米、扁豆、大枣、龙眼、荔枝、香菇、鹌鹑蛋、胡萝卜、山药、藕粉粥、豆类等。

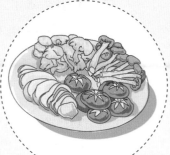

恶性骨肿瘤放化疗时,耗费阴液,宜多食滋阴养液之物,采用鲜蔬菜、鲜水果如菠菜、水白菜、藕、白梨、香蕉、葡萄及泥鳅、海参、甘蔗粥等。

放化疗后,气血两损,宜常服养气之品,采用核桃仁、桑葚、白木耳、香菇、菱角、苡米粥、黄鳝等。

◎ 恶性骨肿瘤的预后如何?

不同类型恶性肿瘤预后不同,通常分化程度高、发现早、没有远处转移、手术或治疗能达到根治的预后较好,反之预后较差。

◎ 恶性骨肿瘤复查需要注意哪些问题?

应遵照医嘱按时复查,复查时应带齐之前的检查结果,特别是影像学资料,便于医师对比疗效。

◎ 恶性骨肿瘤患者多长时间需要复查?

● 最初 2 年,每 3 个月 1 次;

- 第 3 年，每 4 个月 1 次；
- 第 4、5 年，每 6 个月 1 次；
- 5 年后每年 1 次至术后 10 年。

◎ 恶性骨肿瘤患者复查需要哪些检查？

复查的重点仍在于术区局部复发与远处转移情况。局部平片、CT 或磁共振、全身的骨扫描、PET/CT、肺等重点部位 CT 检查及重要的生化检查都是必要检查。

◎ 恶性骨肿瘤患者复查发现肺部结节怎么办？

对比既往胸片、肺部 CT 等肺部影像资料判断是否新发结节，对于新发结节，怀疑有肺转移的，应该行肺部增强 CT、肺活检等检查明确诊断。

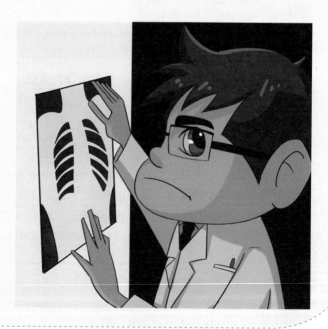

2

转移性骨肿瘤

什么是转移性骨肿瘤？

骨骼是恶性肿瘤最常见的转移部位之一，仅次于肺和肝。转移性骨肿瘤是指原发于身体其他部位的恶性肿瘤，大部分为癌，少数为肉瘤，通过血液或淋巴系统循环转移到骨骼并继续生长所产生的继发肿瘤，尸检结果显示总体发病率为32.5%，骨转移瘤好发于中老年，男女比例约为 3∶1，其发病率约为原发恶性骨肿瘤的 35 ~ 40 倍。

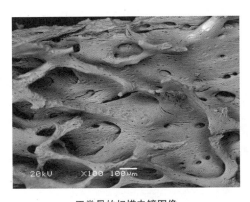

正常骨的扫描电镜图像

认识和预防转移性骨肿瘤

全身组织和器官发生的恶性肿瘤，包括癌症、肉瘤等，可以转移到骨骼，此时骨发生的恶性肿瘤，称为转移性骨肿瘤。

◎ 哪些肿瘤容易引起骨转移？

近年来随着各种新型诊疗技术的推广和应用，肿瘤患者的生存期有所延长，伴随而来的是其远处转移的发生概率显著增加。90%以上的骨转移肿瘤来源于乳腺癌、前列腺癌、肺癌、甲状腺癌和肾癌五种肿瘤类型。

乳腺癌骨转移发生率高达65%～75%，发现骨转移灶之后患者的中位生存期仍长达2年，这与乳腺癌良好的预后有关，因而对乳腺癌患者应采取相对积极的治疗策略。

与乳腺癌类似，前列腺癌患者也有很高的骨转移发病率，转移灶多为成骨性，前列腺特异性抗原（PSA）是重要临床参数，当 PSA $> 20 \mu g/L$ 时，应常规行全身骨扫描检查，大多数早期前列腺癌具有激素依赖性，因而预后很好。

肺癌骨转移的发生率为30%～40%，部分数据显示国人骨转移发病率最高的原发肿瘤为肺癌，肺癌骨转移患者预后很差，1年生存率在5%左右。

甲状腺癌同样被认为是亲骨性肿瘤，骨转移灶溶骨破坏程度往往非常严重，病理性骨折的发生率很高，预防性内固定可有效预防骨折发生，术后可配合 ^{131}I 内照射或放疗，预后良好。

肾癌骨转移比例约为25%，大量证据证实，在切除肾脏原发肿瘤后，部分病例的转移性病灶会出现自愈倾向，因此对肾癌骨转移的预防性内固定应采取积极态度。消化系统肿瘤骨转移的发生率依次为：食道癌、胃癌、结直肠癌、肝癌和胰腺癌。鼻咽癌在华南地区发病率较高，同样有着很高的骨转移比率，溶骨性破坏为主，治疗主要以放化疗和预防性内固定为主。

◎ 转移性骨肿瘤最常见的部位有哪些？

骨转移癌一般是由血液播散而来，多见于扁骨，因为成年后仍保留造血功能的红骨髓能够提供肿瘤栓子生长的适当条件。脊柱、肋骨、骨盆和长骨干骺端是好发部位。躯干骨多于四肢骨，下肢多于上肢，膝、肘以远各骨少见。

骨转移癌常为多发，极少为单发。发生在脊柱的转移肿瘤，腰椎最多，胸椎次之，颈椎最少。

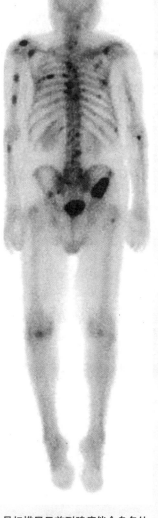

骨扫描显示前列腺癌伴全身多处骨转移（黑色影像）

不同肿瘤又有其不同特点，乳癌、肺癌和肾癌多转移到胸椎；前列腺癌、子宫颈癌、直肠癌多转移到腰椎；而鼻咽癌、甲状腺癌多趋向于颈椎转移。此外，肺癌、肝癌、乳腺癌也容易向骨盆和股骨上端转移。

◎ 转移性骨肿瘤的病因有哪些？

转移性骨肿瘤主要通过血液和淋巴两种途径转移发生，全身各处任何器官的恶性肿瘤都可以通过血液循环或淋巴系统转移至骨骼。

原发肿瘤诊断明确后转移至骨骼，一般较易发现，这部分肿瘤发生骨转移与早期病情延误、治疗不规范、随访监测不及时等因素有关，但部分易发生骨转移的肿瘤，如乳腺癌和前列腺癌约80%可出现骨转移，甚至为其首发症状。

原发肿瘤部位和症状隐匿以转移性骨肿瘤作为主要就诊主诉时，诊断上往往容易混淆，甚至将转移性骨肿瘤当做骨原发的肿瘤进行诊断和治疗。

◎ 如何减少骨转移发生的机会？

转移是一个主动的过程，开始于原发肿瘤生长的早期。当原发肿瘤开始生长时具有转移潜能瘤细胞已可能发生转移。因此首先应把重点放在预防原发肿瘤的发生上，不同的肿瘤有不同的诱发因素，如吸烟与肺癌的发生有关，人乳头瘤病毒与宫颈癌的发生有关，EB病毒与鼻咽癌的发生有关，乙肝、黄曲霉素与肝癌的发生有关等，应尽量避免接触这些因素。

当发生某一恶性肿瘤时，应尽量做到早期发现，早期治疗，争取根治原发肿瘤，避免骨转移瘤细胞的来源，特别是易发生骨转移的肿瘤，应切断转移的环节。对于有原发肿瘤病史的患者，应警惕骨转移的讯号，如出现骨痛、病理性骨折、软组织肿块等，定期复查，争取能早期发现转移灶而进行有效的治疗。

发生骨转移是早期病情或诊疗延误或治疗失败的结果，因此预防骨转移瘤应做到：

- 对中老年等高危人群的筛查监测与防治；
- 对恶性肿瘤患者的正规监测与防治；
- 对微转移患者监测及择时治疗；
- 对骨转移瘤患者的规范化治疗。

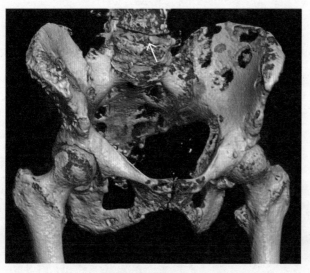

一位 60 岁妇女的腮腺癌转移到椎骨（白色箭头所示），引起脊柱压缩性骨折

转移性骨肿瘤的特殊症状

转移性骨肿瘤的患者，除了原发肿瘤的症状外，在肿瘤细胞转移到骨骼期间，身体还可以出现一些新的症状，有经验的医生会根据这些症状，判断你身体里的肿瘤是否发生了骨转移。

◎ 什么是副肿瘤综合征?

副肿瘤综合征是指肿瘤分泌的产物或其他不明原因引起的内分泌、神经、消化、造血、骨关节、肾脏及皮肤等系统发生病变，出现的临床症状，这些病变不是由于肿瘤自身或转移直接引起的。

某些骨转移瘤可能会出现副肿瘤综合征，表现为感觉神经病变、内分泌疾病、高钙血症等，高凝状态可能会导致深静脉血栓和肺栓塞。高钙血症是骨转移瘤患者中最常见的代谢异常，常与乳腺癌、肺癌、肾癌、骨髓瘤和淋巴瘤有关，低钙血症和肿瘤性骨软化症则很少发生。

◎ 转移性骨肿瘤引起癌性疼痛的原因有哪些?

转移性骨肿瘤引起疼痛的原因：

- 肿瘤牵拉骨膜、局部炎症；
- 骨髓腔内压力升高；
- 发生病理性骨折，结构不稳；
- 局部神经受压刺激；
- 骨质破坏和继发的炎症反应释放缓激肽、白介素、生长因子、前列环素等引起机体的痛觉过敏等。

◎ 转移性骨肿瘤疼痛的特点是什么？

转移性骨肿瘤疼痛的典型特征是呈持续性的，休息后不能缓解，夜间疼痛加剧，最终可因进展性骨破坏产生与活动相关的严重疼痛，并可出现病理性骨折，对轻、中度的镇痛药疗效欠佳。

◎ 骨转移瘤最常见的并发症有哪些？

骨转移癌最常见的并发症有病理性骨折、脊髓压迫、高钙血症等。

- 病理性骨折多发生于下肢骨、脊柱等部位，患者常受轻微外伤或无明显诱因即发生病理性骨折，常表现为疼痛、肿胀、活动障碍，发生于脊柱者可出现截瘫症状、感觉运动功能障碍。

- 肿瘤侵犯硬膜囊可有脊髓压迫症状或神经根症状或两者同时发生，出现肢体麻木、无力，还可能伴有大小便功能障碍和性功能障碍。

◎ 为何转移性骨肿瘤会引起高钙血症？

高钙血症是骨转移癌的致死原因之一，但在亚裔人群中相对少见。转移性骨肿瘤引起高钙血症的原因：

- 肿瘤消耗导致蛋白降低，使血液中游离钙增加；
- 骨折与肿瘤病灶可以释放钙离子；
- 长期卧床脱钙；
- 肢体制动、骨吸收、骨破坏，肿瘤自身分泌的骨溶解固醇，类甲状旁腺素分泌增加；
- 乳腺癌的雌激素治疗等导致骨骼中动员出的钙水平超出肾脏排泄阈值就会发生高钙血症。

恶性高钙血症可以有腹痛、顽固性呕吐、极度衰弱、严重脱水、速发肾衰、昏迷死亡。

转移性骨肿瘤的早期诊断

当你罹患其他组织和器官的恶性肿瘤时，如果在病程中，甚至包括在治疗过程中，出现骨痛，一定要及时告知医生，因为要排除是否新发转移性骨肿瘤。

◎ 转移性骨肿瘤有哪些早期表现？

转移性骨肿瘤的临床表现具有多样性，很多患者早期无明显临床症状，最常见的症状及体征有转移部位局部的疼痛、肿胀症状、软组织肿块、双下肢麻木、乏力等脊柱不稳和脊髓神经根压迫症状、高钙血症、病理性骨折，晚期出现精神不振、消瘦、乏力、贫血和低烧等全身消耗症状及恶液质表现。

◎ 哪些症状提示转移性骨肿瘤原发灶的部位？

当有原发恶性肿瘤病史患者出现骨破坏时，应高度怀疑骨转移瘤可能，但有部分患者无原发肿瘤的病史，这部分患者应有针对性地检查：

● 对于长期吸烟患者，出现咳嗽、咳痰、痰中带血等应警惕肺癌的可能；

● 有甲状腺结节、肿大、声音嘶哑等症状应考虑甲状腺肿瘤的可能；

● 发现乳腺包块、乳头凹陷、流液等应考虑乳腺癌骨转移；

● 有大便习惯改变、大便次数增多，黏液血便病史应警惕肠道肿瘤来源；

● 有进食梗咽、反酸、腹部满胀等应考虑胃、食管来源肿瘤；有排尿困难、尿频、尿急、血尿病史应怀疑泌尿系肿瘤；

● 皮肤黄染、腹水、肝区肿大等应警惕肝脏肿瘤来源。

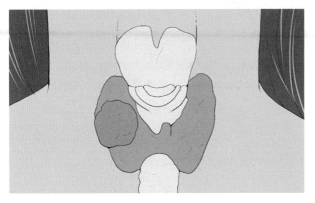

甲状腺包块需要排查甲状腺癌

如果患者有以上临床表现，医生需要排查原发性肿瘤，结合实验室及影像学检查，经进一步检查多可以找到原发灶。不过，当前的临床医学不是万能的，有 10% ~ 30% 的患者用尽各种方法都寻找不到原发灶。

怀疑转移性骨肿瘤需要做哪些实验室检查？

怀疑转移性骨肿瘤需要做很多检查，一方面是全面了解你身体的健康状况，另一方面为寻找原发癌灶提供线索。

实验室检查是骨转移瘤必不可少的一种检查。临床上常作为对病情进展情况、治疗效果和预后判定的有用指标。

● 生化检查

转移性骨肿瘤患者除表现出血红蛋白降低、血红细胞减少、血白细胞增高、血沉增快、血浆蛋白下降、A/G比值倒置等外，还应进行碱性磷酸酶(ALP)、酸性磷酸酶（ACP）、乳酸脱氢酶（LDH）、血钙、血磷等项检查。

约1/10的乳腺癌、肺癌、肝癌和肾癌骨转移患者血钙升高，血磷降低。

前列腺癌骨转移时酸性磷酸酶增高。在成骨性转移瘤时碱性磷酸酶可升高。

肾上腺恶性肿瘤还可表现出尿内儿茶酚胺增高。

● 肿瘤标志物检查

甲胎蛋白（AFP）、癌胚抗原（CEA）、前列腺特异性抗原（PSA）等可提示肝癌、消化道肿瘤及前列腺癌等原发肿瘤骨转移的诊断。

◎ 怀疑转移性骨肿瘤需要做哪些影像学检查？

转移性骨肿瘤的影像学检查主要有两个目的，寻找原发肿瘤病灶，另一个是了解肿瘤骨转移的情况，为治疗提供充分的依据。目前，临床上转移性骨肿瘤的影像学检查主要有：

● X线检查

X线表现：多数转移性骨肿瘤，X线平片即可发现骨骼的变化，以脊柱、肋骨最多，其次是骨盆及股骨近端，常为多发，少数单发；胸部X线检查可发现1/3以上的肺部原发病灶，对于肺癌骨转移的检查非常重要。

● 骨扫描

该检查对转移瘤的诊断价值较大，方便实用，可早期发现、准确定位，了解转移灶的数量等，为

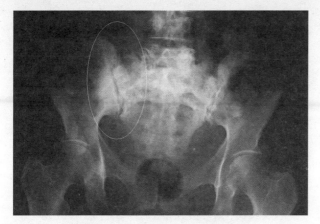

乳腺癌转移到右侧髋骨（白色圆圈所示）

临床治疗的选择提供帮助。目前该检查已为骨转移瘤常用的检查之一。但其一般难以确定肿瘤来源，其主要作用是评估患者的一般情况，排除多发性骨髓瘤和提示转移癌的可能。

● CT、MRI

能清楚显示病灶大小范围以及与周围组织器官的毗邻关系，了解骨破坏的严重程度，腹部及盆腔CT可发现30%~35%的原发病灶。

● PET/CT

PET/CT显像可以通过局部葡萄糖代谢活性的改变直接探知肿瘤灶。能够更早地显示骨髓内小的转移灶，并且可以同时对肺、淋巴结以及周围软组织的转移灶进行检测，帮助查找骨转移癌的原发病灶，有助于指导临床选择更加合适的治疗方案。

◎ 肿瘤标志物对查找转移性骨肿瘤原发病灶有帮助吗？

近年来，肿瘤标记物检测、肿瘤放射免疫显像和利用聚合酶链反应（PCR）在骨转移瘤中应用增多，对于查找转移性骨肿瘤的原发病灶有很大帮助。

目前国内外常用的肿瘤标志物：甲胎蛋白（AFP）对于诊断原发肝癌骨转移有益，癌胚抗原（CEA）用于诊断结肠癌、小细胞肺癌、乳腺癌、胰腺癌、甲状腺髓样癌及其转移，CA19-9 作为胰腺癌的标记物，如与 CEA 联合应用检测胰腺癌的阳性率可 ＞90%；CA125 为卵巢癌的相关抗原；前列腺特异性抗原（PSA）用于诊断前列腺癌，鉴别转移性腺癌的性质；CEA、CA72-4 及 CA19-9 联合监测有利于胃癌骨转移的检出。

◎ 转移性骨肿瘤需做 PET-CT 检查吗？

PET-CT 检查是检测亚临床骨转移瘤和评估化疗的效果的重要方法，对转移肿瘤诊断价值较大。可以发现早期转移癌，帮助查找骨转移癌的原发病灶，了解转移灶的数量等，评估疾病进展情况，为临床治疗的选择提供帮助，因此发生骨转移的患者建议行 PET-CT 检查。

◎ 如何查找转移性骨肿瘤的原发病灶？

对于明确原发病灶的肿瘤，发生骨质破坏，首先考虑原发肿瘤骨转移；而对于首发骨质破坏的患者，特别是多处骨质破坏的患者，常考虑转移性骨肿瘤，应尽快明确原发病灶，以便及时得到治疗。

首先根据最常发生骨转移的肿瘤进行排查，患者可对自己的乳腺、甲状腺、腹部进行自查。女性首先排查乳腺癌、肺癌，甲状腺癌。男性首先排查肺癌、前列腺癌、甲状腺癌。一些肿瘤标志物可提示原发肿瘤部位，如甲胎蛋白（AFP）提示诊断原发性肝癌，前列腺特异性抗原（PSA）用于诊断前列腺癌，癌胚抗原（CEA）用于诊断消化道肿瘤。

其次，病理活检是诊断骨转移瘤原发病灶的重要方法，常采取穿刺活检的方法。

最后，根据体格检查、影像学表现、肿瘤标志物及病理检查结果综合判断原发肿瘤部位。

◉ 转移性骨肿瘤需与哪些疾病鉴别？

要与转移性骨肿瘤相鉴别的疾病包括：原发性骨肉瘤、多发性骨髓瘤、淋巴瘤、郎格罕细胞增生症、年性骨质疏松、甲状旁腺功能亢进性棕色瘤以及儿童白血病和神经母细胞瘤等。这些肿瘤也可引起骨痛、病理性骨折甚至骨质破坏等，但其会出现碱性磷酸酶的增高、球/白蛋白比例倒置、尿本–周蛋白阳性、甲状旁腺激素水平增高等表现。虽然借助临床体检、实验室检查和影像学表现有助于诊断，但是穿刺活检对于明确诊断来说仍必不可少。

◉ 脊柱转移瘤最常用检查方法是什么？

脊柱转移瘤最常用的检查方法是磁共振（MRI），其对含脂肪的骨髓组织中的肿瘤及周围水肿非常敏感，能发现脊柱骨髓的早期改变，其诊断骨转移瘤比 X 线、CT、ECT 更敏感，对于早期发现和准确诊断四肢、骨盆、脊椎的转移瘤有独到的优点，它能显示纵轴上的侵犯范围，髓腔内原发灶和转移灶，显示跳跃性转移灶等，对脊柱转移瘤出现的跳跃征、椎间盘嵌入征、椎间隙扩大征等。对椎旁及硬膜外肿块、硬膜囊受压脊髓及其继发改变、神经根均能清晰地显示。

非手术治疗转移性骨肿瘤

发现转移性骨肿瘤后，要到正规医院进行规范治疗，能控制病情，让病情慢性化，因此，要有战胜疾病的信心，而不要灰心失望，听信迷信，道听途说，以免延误病情。

◎ 转移性骨肿瘤该如何治疗?

尽管骨转移被视作疾病的不良信号，表明肿瘤发生扩散，但随着医疗技术的发展及医疗观念的更新，对骨转移癌不应采取消极的态度，应认识到骨转移瘤并不都是恶性肿瘤患者的终末期，不等于判了"死刑"，适当的治疗对缓解和控制疼痛、预防并发症，改善预后，提高患者生活质量。

对骨转移瘤应采用综合性治疗，包括手术、放疗、二磷酸盐类药物治疗、对原发病的系统治疗（全身化疗和分子靶向治疗）、核素治疗、疼痛治疗、免疫治疗、营养支持治疗等，并根据患者病史、全身情况及患者需求进行系统评估，综合分析，制订出合理的治疗方案。

◎ 放射治疗骨转移癌有效吗?

局部放疗是治疗骨转移非常有效的方法，可减轻局部疼痛、控制病灶进展，对于大部分的患者具有明显的止痛效果。其作用机理是放射线抑制或杀伤肿瘤细胞，阻止对骨的侵袭破坏，提高成骨细胞活性，增加胶原蛋白合成形成新骨。放疗常常需要配合手术等其他治疗。

当然，也并不是每位患者都适合放疗，放疗的主要适应证为：

- 患者无法耐受手术，预期生存期短于12个月；
- 目前病理性骨折风险较低的患者；
- 脊柱病变无明显脊柱不稳和神经症状；
- 骨盆肿瘤未累及髋臼，无明显功能障碍者；
- 放疗敏感肿瘤；
- 转移灶局部切除术后预防复发。

◎ 放射治疗骨转移癌患者过程中需要注意什么？

长骨病灶放疗后6周内建议患肢免负重，3个月内减负重锻炼。

骨转移癌患者放疗后的随诊应由外科医师完成，在外科医生的指导下进行相应的负重和功能锻炼。密切的随诊至少应持续到病变骨出现成骨性修复的迹象为止。

放疗中及放疗后肿瘤进展或出现病理性骨折，应积极采取手术治疗。

放疗后病变成骨细胞受到明显抑制，自我修复能力很差，骨不连发生的比例很高，因此如果局部

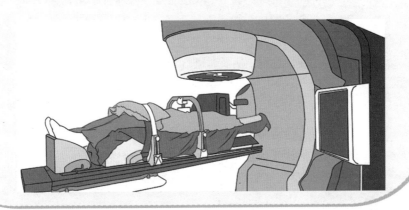

软组织条件允许，手术方式应尽量选择假体置换术。

接受手术治疗后的患者常规也应接受放疗，单纯手术治疗的局部复发率约为 15% ~ 20%，放疗对肿瘤的局部控制作用是不可忽视的。

◎ 临床上二磷酸盐治疗转移性骨肿瘤有什么作用?

二磷酸盐类药物有很强的抗骨质吸收活性，临床用于治疗骨转移瘤引起的骨破坏和高钙血症，减少骨相关事件发生。其对肿瘤细胞和破骨细胞均有抑制增殖、促进凋亡作用，同时还能刺激 T 细胞在免疫系统中产生抗肿瘤的作用。对乳腺癌、前列腺癌等骨转移瘤，以及多发性骨髓瘤，二磷酸盐均能在多数患者起到减轻骨痛，预防病理骨折、延长生存期的作用。

◎ 二磷酸盐治疗骨转移的不良反应有哪些?

磷酸盐治疗骨转移最常见不良反应有无症状性低钙血症、发热（体温升高 1 ~ 2℃）、恶心、呕吐及全身疼痛等，反应常发生在滴注后最初 48 小时内。发热一般不需处理可自行消退。还有部分患者长期使用会出现肾功能损害及下颌骨坏死，因此在使用过程中应及时进行相应的检测。

◎ 转移性骨肿瘤核素治疗是什么?

临床中常采用与骨组织具有良好亲和性的放射性核素治疗转移性骨肿瘤。骨转移瘤部位因骨组织破坏，成骨修复活跃，能摄取更多的亲骨性核素，放射性核素在衰变过程中释放 β 射线，对病灶进行内照射而产生电离辐射效应破坏肿瘤细胞达到止痛、抑制或破坏骨转移灶的作用。目前临床常用的放射性核素是锶 89，其辐射剂量少，不良反应少，应用较为广泛。

◎ 核素治疗对身体有危害吗？

核素治疗具有一定的放射性，但其放射性较低，治疗过程中注意防护一般不会对身体造成危害。

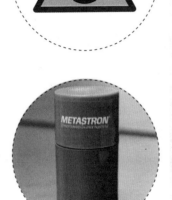

◎ 什么情况下可以用锶 89 治疗骨转移瘤？

适合锶 89 治疗骨转移瘤的患者有：

- ● 预期寿命大于 3 个月；
- ● 已经确诊为多发性骨转移瘤；
- ● 有剧烈骨痛，其他治疗效果差；
- ● 骨显像存在异常浓集病灶；
- ● 白细胞 $> 3.0 \times 10^9/L$，血小板 $> 80 \times 10^9/L$；
- ● 每次用量 3 ~ 4mCi，每 3 ~ 6 个月一次。

用来治疗癌症的锶 89 的氯化物制剂

◎ 什么是骨转移癌的内分泌治疗？

内分泌治疗是采用激素药物对人体激素水平进行调节，对一些激素依赖型肿瘤及其转移灶等疾病进行治疗的方法。如前列腺癌骨转移灶，激素受体阳性型的乳腺癌等均可以采用内分泌治疗的方法。

◎ 哪些肿瘤骨转移可行内分泌治疗？

甲状腺癌骨转移患者行甲状腺次全切除后，使用甲状腺素替代治疗。

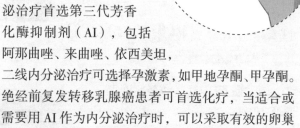

对于绝经后复发转移性乳腺癌，如果雌激素受体或孕激素受体阳性，一线内分泌治疗首选第三代芳香化酶抑制剂（AI），包括阿那曲唑、来曲唑、依西美坦，二线内分泌治疗可选择孕激素，如甲地孕酮、甲孕酮。绝经前复发转移乳腺癌患者可首选化疗，当适合或需要用 AI 作为内分泌治疗时，可以采取有效的卵巢功能抑制（药物性或卵巢切除）联合 AI 治疗。

前列腺癌的激素剥夺治疗是治疗前列腺癌的标准手段，其主要机制是通过阻断雄激素使激素依赖性前列腺癌细胞凋亡。前列腺癌的内分泌治疗药物主要有黄体生成激素类似物、甾体类和非甾体类抗雄激素，但内分泌治疗容易导致前列腺癌发展至雄激素非依赖型，从而丧失疗效。

手术治疗转移性骨肿瘤

转移性骨肿瘤另一大类治疗方法是手术，包括治疗病理性骨折、转移性骨肿瘤的处理、椎体成形术、放射性核素的体内放置等，医生会根据你的病情选择适合的治疗。

◎ 转移性骨肿瘤可以行手术治疗吗？

对于发生病理性骨折的患者，只要身体状况允许，有一定的预期寿命，都可行手术治疗，手术治疗骨转移瘤的目的是延长生命、缓解症状、提高生存质量、预防或处理病理骨折、解除神经压迫。

◎ 哪些患者可行脊柱转移瘤手术治疗？

脊柱转移瘤的手术适应证：

● 存在神经受压，神经功能进行性减退；

● 存在或将发生脊柱不稳定；

● 存在经非手术治疗无效的严重的顽固性疼痛；

● 肿瘤经放射治疗后仍进行性增大；

● 需要明确病理诊断；

● 预期寿命大于 12 周，其相对重要的手术指征为神经压迫和脊柱不稳定。

◎ 哪些患者可行四肢长骨转移瘤手术治疗？

四肢长骨转移瘤的手术治疗适应证：

● 患者一般情况良好，预期生存期大于 12 周。

● 术前评估确定手术治疗可以使患者获益（术后患

者可以早期开始活动或便于护理）。

- 孤立转移灶，原发灶已彻底切除或可治愈。
- 发生降低患者生活质量的病理性骨折。
- 从事日常活动时发生病理性骨折的风险很大。
- 放疗失败及持续性疼痛无法缓解者。

什么是放射性粒子植入治疗？

放射性离子植入治疗是指将具有一定活性的放射性核素粒子，通过立体定向系统将粒子精确植入到肿瘤实质内或受肿瘤侵袭的组织中，利用放射性核素的射线杀死肿瘤细胞或抑制肿瘤生长，达到治疗肿瘤的目的。

目前常用的放射性粒子为碘 125 粒子。

转移性骨肿瘤可行粒子植入治疗吗？

放射性粒子可以直接植入到肿瘤内或肿瘤周围，不受邻近器官耐受量的限制，最大程度达到肿瘤根治剂量，保护周围正常组织，为转移性骨肿瘤提供较好的治疗策略。

碘 125 粒子植入后要观察患者的哪些并发症？

碘 125 粒子植入后的主要并发症：

- **肺栓塞：** 是粒子植入后最严重的并发症，粒子浮出可进入种植器官周围较大血管内，随血液流动，进入肺部，栓塞肺动脉或其分支引起肺栓塞，主要表现为短时间内胸痛、呼吸困难等症状。

- **发热**：主要是由于种子源在照射肿瘤后引起局部组织坏死所致。

- **疼痛**：由于肿瘤粒子植入一般需要多个穿刺点进针，因此往往存在术后疼痛。

- **胃肠道反应**：粒子植入后往往有不同程度的胃肠道反应，如恶心呕吐、食欲不佳等，术后可进食富含铁及优质蛋白易消化饮食，如鸡蛋、鱼肉等，食欲不佳者可保持流质或半流质饮食，如汤粥、面条等，至恢复期给予高碳水化合物、高维生素、适量优质蛋白质、低脂易消化饮食。

- **皮下血肿**：术后 6 小时保持平卧位，术后 72 小时内避免剧烈运动，穿刺处给予绷带加压包扎，必要时加压沙袋，观察伤口敷料有无渗血。

◎ 碘 125 粒子植入后要注意些什么?

碘 125 粒子植入后，需要观察的事项：

- 碘 125 粒子辐射直径仅 1.7cm，住院期间可在穿刺处覆盖铅皮，出院后无需特殊防护；

- 注意观察穿刺点是否有粒子游离出来，若发现有粒子游离出，应用长镊子或勺子将粒子放入特制铅盒或带盖瓶子并交由专业人员处理，不可随意丢弃；

- 半年内最好与他人保持 1 米的距离，尽量避免接触儿童、孕妇。不随意过床串房。

- 定期复查，了解病情变化。

什么是经皮椎体成形术？

经皮椎体成形术（PVP）是指在影像学技术引导下利用微创技术将骨水泥等成型材料经皮注入已破坏或有破坏危险的椎体手术，目的是增加压缩椎体的高度及强度，提高脊柱的稳定性，防止椎体塌陷，缓解疼痛，改善功能，按常规采取托架俯卧位，俯卧位普遍应用于骨科后路脊椎手术。

哪些情况可行经皮椎体成形术治疗？

适合进行经皮椎体成形术治疗的情况：

- 溶骨性病变；
- 椎体后缘完整；
- 由于椎体变形引起严重疼痛，但不能耐受全麻；
- 不存在明确的神经根受压的症状和体征；
- 其他治疗无效。

经皮椎体成形术的优点有哪些呢？

经皮椎体成形术的优点：

- 经皮穿刺无需开放手术，创伤小；
- 安全性高，无严重并发症；
- 疗效肯定，患者术后即刻或几天内腰背部疼痛症状明显减轻或消失，且疗效可长期维持。

转移性骨肿瘤的镇痛治疗

转移性骨肿瘤发生的癌性疼痛，有时非常令患者感到痛苦，严重影响他们的生活质量，此时，可以采取镇痛治疗，让患者感到更舒适，不过镇痛治疗所使用的药物，需要在医生指导下使用。

◎ 癌性疼痛该如何处理？

转移瘤患者的疼痛治疗可行外科姑息性手术、放疗、化疗以及遵循WHO癌症三阶梯止痛指导原则，首选口服及无创给药途径，按阶梯给药，按时给药，个体化给药，止痛药物包括阿片类止痛药、非类固醇类抗炎止痛药、辅助用药。

- 非类固醇类抗炎药是骨转移疼痛止痛治疗的基础用药，当出现中、重度疼痛时，推荐联用阿片类止痛药；

- 当骨转移疼痛患者在持续慢性疼痛的同时，对频繁发作突发性疼痛的患者，可以通过增加止痛药的药剂量来缓解，或用速效、短效止痛药（单次用药剂量一般为日用剂量的 5% ~ 10%）进行治疗；

- 对难治的突发性疼痛患者可考虑使用自控药泵给药；

- 发生神经病理性疼痛时，应根据病情选择辅助用药，例如出现烧灼痛、坠胀痛时，选择联用阿米替林、去甲替林或多塞平等三环类抗抑郁药；出现电击样或枪击样疼痛时，选择联用加巴喷丁或卡马西平等抗惊厥药。

◎ 吗啡治疗疼痛会成瘾吗？

当晚期肿瘤患者的疼痛非常剧烈时，可使用吗啡来有效地缓解疼痛、改善饮食及睡眠，按照医嘱和规范使用，其成瘾性很小，所以大家不必过分恐惧及排斥。

◉ 非甾体类镇痛药有哪些种类？

非甾体类镇痛药是骨转移疼痛止痛治疗的基础用药，包括阿司匹林、布洛芬、氟比洛芬、苯氧基布洛芬、萘普生、吡罗昔康、塞来昔布等。

◉ 非甾体止痛药有哪些副反应呢？

以临床上使用较多的布洛芬为例，主要不良反应为：轻度的胃肠道反应、消化道溃疡、血小板功能障碍、肾毒性、血小板减少、粒细胞减少以及过敏反应。

◉ 怎样预防非甾体止痛药的并发症呢？

按照说明书或在医生指导下用药，避免过量使用，在进行口服用药的过程中应和食物一同服用或者在用餐后服用。要定期检测血压、尿素氮、肌酐、血常规和大便隐血，出现皮疹等过敏现象时需要及时停药。

◉ 阿片类镇痛药有哪些种类？

当非甾体类镇痛药止痛效果不佳，推荐联用阿片类止痛药。选择阿片类缓释剂按时用药有利于持续缓解骨疼痛。阿片类镇痛药包括可待因、右丙氧芬、吗啡、哌替啶、美沙酮、芬太尼等，哌替啶不宜用于癌痛治疗。阿片类镇痛药主要副作用有恶心、呕吐、便秘、困倦、口干等，多见于用药早期。

◎ 阿片类止痛药的不良反应有哪些呢？

阿片类止痛药的不良反应：

● 便秘

最常见，不易耐受，伴随整个用药过程，要以预防为主。

预防：鼓励多饮水，每日在 2000ml 以上，多吃粗纤维食物，如香蕉、蔬菜、橙子等水果、增加活动量，养成良好的排便习惯，可在每日的菜中滴几滴麻油，也可服用一些药物，如麻仁丸、清肠通便胶囊。

● 恶心、呕吐

7 天内可缓解。

预防：初次用药从低剂量起用，避免浓烈、辛辣、异味饮食。

● 尿潴留

发生率低于 5%。

预防：小剂量起始，用药初期 24 小时内定时排尿，避免膀胱过度充盈。

非药物处理：给予膀胱训练、按摩，听流水声，热敷膀胱及会阴。

● 皮肤瘙痒

好发于各年龄，男性多见。

预防：避免辛辣食物，选择质软内衣，不用强碱肥皂洗澡。

● 呼吸抑制

主要表现为：呼吸频率小于 8 次 / 分、嗜睡、瞳孔缩小。

处理：停用阿片类药物，使用纳洛酮、吸氧等。

● 嗜睡及过度镇静

少数患者在最初几天内可能出现，数日后症状多自行消失。部分患者因长时期受疼痛困扰而失眠，初用阿片类药物镇痛治疗数日内的过度镇静状态可能与疼痛控制后嗜睡有关。

● 眩晕

眩晕的发生率约 6%。

● 阿片类药物过量和中毒

处理：呼叫 120，及时送医院急救。

深静脉血栓的防治

转移性骨肿瘤患者容易发生一种被称为深静脉血栓的并发症，血栓从下肢深静脉脱落后，进入下腔静脉，到达右心室，最后堵住肺动脉，导致肺栓塞，这是一种可以致命的疾病。

◎ **深静脉血栓形成的高危因素有哪些?**

　　每个人都有发生深静脉血栓的可能，几种危险因素联合作用就会发生血栓。其危险因素包括：手术、创伤、卧床、石膏固定、久坐、肿瘤治疗（激素、化疗或放疗）、高龄、心脏或呼吸衰竭、肾病综合征、严重感染、中风、肥胖、吸烟、静脉曲张、既往大手术史、骨盆或长骨骨折病史、遗传性或获得性血栓形成倾向等，这些危险因素通常合并存在。

　　转移性骨肿瘤患者属于晚期肿瘤患者，患者往往合并多种血栓高危因素，因此更应该注意防止深静脉血栓的形成。

◎ **深静脉血栓有哪些症状和表现?**

　　静脉血栓表现多样，症状轻重不一，缺乏特异性。发生在下肢远端的静脉血栓多隐匿，可无自觉症状或只有患肢轻度疼痛和沉重感，逐渐出现膝关节以下肿胀，小腿后方肌肉的压痛，发生在下肢近端的血栓可出现低热、单侧肢体增粗、肿胀、酸痛，皮温高、轻度紫绀、皮下静脉扩张和淤点。

◎ **如何早期识别深静脉血栓?**

　　虽然早期深静脉血栓形成没有明显的症状，但是可以通过仔细的查体发现一些蛛丝马迹的，比如，挤压小腿肌肉时深部出现疼痛往往提示小腿静脉血栓形成（医学上称为 Homans 征）。这是静脉血栓形成时周围组织无菌性炎症的缘故，同样大腿根部压痛往往提示股静脉血栓形成。

一旦怀疑深静脉血栓，就尽早检测血液 D- 二聚体，彩超探测深静脉以明确诊断。这样，大部分的深静脉血栓病例就可以得到早期诊断。

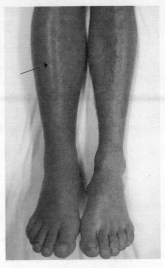

右下肢深静脉血栓形成引起右下肢肿胀（黑色箭头所示）和皮肤发红

◎ 深静脉血栓有哪些并发症？

临床上，深静脉血栓形成的并发症：

- 肺栓塞是最严重的并发症，患者会出现呼吸困难、气促、胸痛、咳嗽、咯血、晕厥、烦躁不安、惊恐、濒死感，一旦发生，治疗效果很差，死亡率高。

- 深静脉血栓后遗症：下肢肿胀、皮肤颜色变深、发黑，下肢溃疡等。

◎ 发生深静脉血栓后如何治疗？

抗凝治疗作为下肢深静脉血栓的首选方案，其应用的技巧不同也会造成结果不同。

规范的抗凝治疗有以下几个要点：

- 低分子肝素皮下注射先于华法林口服。华法林起效比较慢，用药早期可以诱导血栓形成。因此，一定要使用低分子肝素作为启动抗凝方案。
- 等华法林起效并相对稳定时再停用低分子肝素皮下注射。
- 调整华法林的剂量要参考 INR 指标，以 INR 维持在 2.0 ~ 3.0 为最佳。
- 抗凝治疗的时间在 3 ~ 6 个月。
- 每次调整华法林剂量后第三天再复查 INR。剂量调整以每次 1/4 片为妥，避免大减大增。
- 影响华法林的因素较多，个体差异大，尽量至少每两周检查 INR。
- 使用华法林的品牌不要轻易变更，因为不同品牌产品的药效不同。
- 使用肝素后要检查血小板，预防肝素诱导的血小板减少症。

◎ 抗凝治疗过程中需要注意哪些事项？

抗凝过程中，需要注意：

- 不能以辅助的药物治疗替代抗凝药物。这种情况容易导致新鲜血栓形成，肺栓塞的概率大大增加。
- 抗凝药物剂量和时间要足够，以免导致效果不佳或是遗留下肢静脉血栓后遗症。
- 抗凝药物剂量过大，或是过度采用溶栓药物，会造成出血。

◎ 有出血倾向的患者如何选择抗凝治疗？

患者近期有手术史、脑血管意外以及有凝血功能不良的患者，不应该使用或慎重使用抗凝治疗。这类患者如果有肺栓塞风险，应该植入腔静脉滤器。

◎ 转移性骨肿瘤患者如何预防深静脉血栓形成？

肿瘤患者血液呈高凝状态，出现病理性骨折、截瘫患者长期卧床，手术、化疗、激素治疗、中心静脉置管等危险因素增多，均会引起深静脉血栓风险增高。因此对于中、高危深静脉血栓患者应给予动态监测凝血象、血栓弹力图，评估血栓风险，对有血栓高危风险患者给予抗凝药物、间歇充气加压装置、梯度弹力袜等预防深静脉血栓形成。

◎ 深静脉血栓发生后应注意些什么？

深静脉血栓发生后，应注意以下事项：

● 急性期嘱患者卧床休息，抬高患肢15°～30°，以利于下肢静脉回流，减轻水肿。

● 尽可能采用患肢远端浅静脉给药，使药物直接达到血栓部位，增加局部的药物浓度（一般患肢只作为溶栓药物给药途径，不作其他药物输入）。

● 严禁按摩、推拿患肢，保持大便通畅，避免用力大便，以免造成腹压突然增高致血栓脱落。

● 避免碰撞患肢，翻身时动作不宜过大。

● 给予高维生素、高蛋白、低脂饮食，忌食辛甘肥厚的食物，以免增加血液黏度，加重病情。

● 每天测量大腿周径，密切观察患肢周径及皮肤颜色、温度变化。

● 预防并发症：加强口腔皮肤护理，多漱口、多饮水，大便干结者可用开塞露通便，定时翻身，更换体位，防止压疮发生。

● 下肢深静脉血栓最严重并发症为肺栓塞，致死率达70%，应密切观察患者有无胸闷、胸痛及呼吸困难、窒息感、咳嗽、咯血，一旦出现上述情况，应立即通知医生。

转移性骨肿瘤的康复管理

转移性骨肿瘤患者需要定期进行康复管理，一方面医生要随访治疗效果，了解病情控制情况，另一方面要指导患者恢复健康，有更好的生活。

◎ 影响转移性骨肿瘤的预后因素有哪些？

预后及生存率主要取决于肿瘤的类型、从诊断到发生转移的时间、有无内脏转移、有无多发性骨转移、原发肿瘤诊治是否规范等，对于大部分常见的骨转移瘤来说，患者存活时间平均为 18.8 个月，其中前列腺和乳腺骨转移瘤生存时间最长，预后最佳；肾及甲状腺转移瘤生存时间及预后居中；肺癌、肝癌骨转移最差。

◎ 针对转移性骨肿瘤的护理需要注意哪些事项？

转移性骨肿瘤预后较差，患者身心痛苦。护理主要在于帮助患者减轻躯体疼痛、克服悲观失望情绪、正视现实，使其能配合治疗。

◎ 转移性骨肿瘤的常见心理问题有哪些？

● 害怕、焦虑

转移性骨肿瘤患者多伴有疼痛剧烈，恐惧手术治疗，害怕肢体的缺失，担心手术后残疾，需依赖他人照顾，害怕被遗弃，以致患者常伴发焦虑、恐惧，尤其是复发或经久不愈的患者。焦虑使患者对生活和治疗丧失信心，心理承受能力下降，焦虑对治疗与康复十分不利，而且容易诱发其他症状，如疼痛加重，使治疗更加困难。

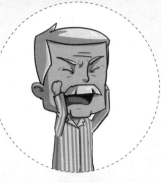

● 悲观、绝望

转移性骨肿瘤是一种难以治愈的疾病，病情发展快，对它的治疗尚无很好的方法，转移性骨肿瘤患者，心理上失去平衡，表现为精神高度紧张、失眠、悲观、绝望，甚至产生轻生念头。

● 自卑、内疚

患者认为自己患了绝症，不能照顾家庭，要反复住院，又需花费医疗费用，造成家庭经济拮据而感到自卑、内疚。

◎ 转移性骨肿瘤常见心理问题的护理需要从哪些方面入手？

医务人员和家属应当消除患者的害怕、焦虑、悲观、绝望、自卑、内疚心理。帮助他们克服不良心态，通过心理护理，使患者在住院期间和今后的生活中具有自我护理和自我保健的能力，提高患者的生存质量。

● 稳定情绪，信任和配合医务人员治疗。充分相信和配合医务人员，多向医务人员了解病情，多和病友交流，接受事实，认识疾病。做好心理疏导，保持最佳的心态，正确对待人生，积极配合治疗与护理。

● 创造安静舒适的休养环境。病区环境对患者的精神状态和身体的舒适度、治疗的效果与康复等密切相关，因此，要创造一个安静、整洁、温度和湿度适宜，通风良好，光线充足，安全舒适的休养环境。

● 争取家属、亲友、同事的配合。社会因素在疾病转归中起重要作用，特别是在病情关键时期，家属、亲友、同事的支持尤为重要。家属要及时了解患者目前的心理状况，多和患者沟通。家属情绪可以影响患者的情绪，两者互为因果，家属要注意控制自己情绪，积极配合做好患者的思想工作，使患者保持良好的心态。

● 消除顾虑。经过近年来医学的快速发展，手术、化疗、放疗、靶向治疗及生物治疗等治疗手段使转移性骨肿瘤的生存率有了很大提高。参加病友联谊会，让治疗成功的病友介绍自己治疗和战胜疾病的经验，信任和配合医务人员的治疗，讲出自己的顾虑和担忧，向医务人员了解有关恶性肿瘤方面的知识，建立良好医患关系。

● 面对现实，增强对治疗康复的信心。在做好基础护理的同时，要经常与患者交流，用温暖体贴的语言解除其心理上的障碍，鼓励并主动接近他们，帮助他们树立治疗信心。同时鼓励家属、亲友、同事探视，以消除患者孤独感，增加生活信心。

● 细心观察患者的心理变化。患者的心理是一个随病情发展而变化的过程，家属要随时观察其心理变化，及时和医务人员沟通，针对患者的不同心理特点有针对性地进行心理疏导。

◎ 转移性骨肿瘤患者如何进行术后功能锻炼？

患者术后进行功能锻炼，能帮助防止肌肉萎缩、关节僵直、静脉血栓。

● 术后1～3天，主要锻炼患肢肌肉的舒缩运动，禁止影响骨骼肌肉稳定性的活动。

- 术后4~10天，引流管拔除后，可做肢体远端的关节锻炼，如踝关节、膝关节。

- 术后3周，可进行手术部位远近侧关节的活动，动作要轻，不可做负重活动。

- 术后4~6周，逐渐加大活动量及范围，可行全身肌肉及重点关节的活动，可行在他人帮助或利用辅助器械下地活动。

◎ 经皮椎体成形术后应该怎样锻炼呢？

- 术后2小时后，若腰腿疼痛等症状有所改善，可在护士或康复师指导下进行强化下肢肌肉锻炼；

- 术后1~2天可进行床上直腿抬高与抵抗阻力伸膝锻炼；避免神经根粘连，首次为30°，然后逐步增加抬腿高度，同时可行等长收缩，每天2次，每次30分钟；

- 术后3~5天，进行屈膝、屈髋锻炼，增强双下肢肌肉力量；

- 术后6~7天，采取仰卧抬臀举腹法做背伸肌锻炼，由五点支撑式开始，至三点支撑式，最后为飞燕点水式，可使脊柱的稳定性更加牢固，每天3~4次，每次50下，老年患者只适合五点支撑式，可避免再次骨折。以上锻炼应循序渐进地施行，坚持锻炼＞6个月。

◎ 转移性骨肿瘤患者饮食需要特别注意什么？

转移性骨肿瘤患者的饮食需要注意以下事项：

- 注意膳食平衡：膳食平衡是维持机体免疫力的基础和机体营养素的最好来源，对于存在营养不良的患者可行个体化营养支持治疗。

- 食物多样化及搭配合理化：要保证摄取均衡全面的营养，每日食物多样化是必需的，即按照中国居民平衡膳食宝塔展示的五大类食物的比例。

- 不宜忌口：忌口应根据病情和不同患者的个体特点来决定，不提倡过多的忌口。一般患者需禁忌的食物有高温油炸、烟熏烧烤、辛辣刺激、油腻生硬的食物等。

◎ 转移性骨肿瘤患者复查时的注意事项？

转移性骨肿瘤患者一定要定期复查，一般 3 ~ 6 个月复查一次，复查时应携带相关病历、影像学资料，便于医生对比，更好地判断病情，并根据情况及时调整治疗方案。

◎ 转移性骨肿瘤患者复查需要做哪些检查？

转移性骨肿瘤复查一般需要检查血常规、肝肾功、肿瘤标志物、胸片、骨扫描，根据具体情况可能需要增强 CT 及 MRI 检查，必要时可行 PET–CT 检查。

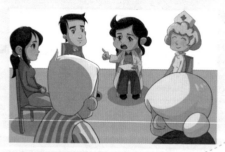

3

软组织肉瘤

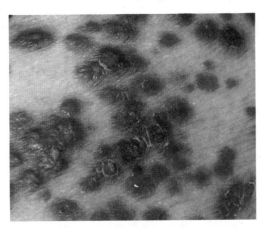

好发于 HIV 感染者的卡波西肉瘤

软组织肉瘤顾名思义,是指起源于人体各种间叶组织(软组织)的恶性肿瘤,如脂肪、筋膜、肌肉、纤维、淋巴及血管。软组织肉瘤可发生于任何部位,四肢最常见。

软组织肉瘤多为恶性,行为复杂。

认识和预防软组织肉瘤

肉瘤是起源于间叶组织的恶性肿瘤，例如平滑肌肉瘤、横纹肌肉瘤、脂肪肉瘤、滑膜肉瘤等，这些肉瘤都是恶性疾病，需要早期发现、早期诊治。

◎ 软组织肉瘤包括哪些类型？

由于软组织肉瘤起源于除骨骼以外的所有间叶组织，故其分型复杂多样，实际上是一大类肿瘤的总称，包括 19 个组织类型和 50 个以上的不同亚型。其中未分化多形性肉瘤最多见，其次是脂肪肉瘤、平滑肌肉瘤、滑膜肉瘤和恶性周围神经鞘膜瘤。

◎ 软组织肉瘤常见的发病部位有哪些？

软组织肉瘤可发生在身体任何部位，最常见于肢体。按身体不同部位的发病概率排列为下肢、躯干、上肢、头颈，后腹膜也可出现脂肪肉瘤和纤维肉瘤。

◎ 软组织肉瘤的发病年龄？

任何年龄段及性别群体均可发病，男性多于女性，以中老年人发病率较高。

◎ 什么是脂肪肉瘤？

脂肪肉瘤发生在脂肪组织的恶性肿瘤，也是成人最常见的软组织肉瘤，以中老年人最为常见。体积较大，位置深、无痛性、逐渐长大的肿物，最常发生于下肢、腹膜后、肾周、肠系膜区以及肩部。

脂肪肉瘤种类包括：非典型性脂肪瘤性肿瘤、黏液样脂肪肉瘤、多形性脂肪肉瘤、高分化脂肪肉瘤、去分化脂肪肉瘤以及混合型脂肪肉瘤。

手术是唯一可能治愈该病的手段。术后的放化疗作为辅助手段可以减缓肿瘤复发，消除微小残余病灶。脂肪肉瘤治疗效果和肿瘤的生长部位有关，若肿瘤部位允许肿瘤完全根治性切除，则预后较好，否则肿瘤复发进展无法控制。

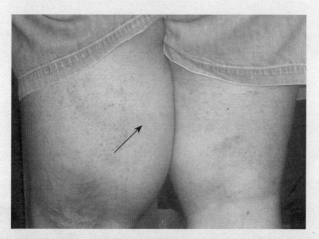

脂肪肉瘤（黑色箭头所示）引起右侧大腿肿胀

◎ 什么是平滑肌肉瘤？

平滑肌肉瘤发生在肠道平滑肌、血管平滑肌的软组织恶性肿瘤，一般发生于 40 ～ 60 岁的中、老年患者中，年轻人也可发生，儿童罕见。常见发病部位为腹膜后区。血行播散是最主要的转移途径。平滑肌肉瘤的治疗以手术切除为首选手段，手术尽量做到广泛地扩大范围切除，尽量将肿瘤组织消灭。可选择性清除病灶周围淋巴结，对被侵及的淋巴结又处于切除范围者应一并切除。

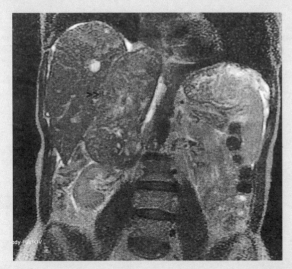

右侧肾上腺静脉平滑肌肉瘤（黑色箭头所示）的MRI影像

◎ 什么是滑膜肉瘤?

滑膜肉瘤是发生在关节、滑膜及腱鞘滑膜中的恶性肿瘤，任何年龄段均可以发病，但更易发生在青少年中，发病部位多于四肢大关节，也可发生于前臂、大腿、腰背部的肌膜和筋膜上。滑膜肉瘤预后差，在于恶性程度高，早期即可发生肺转移。滑膜

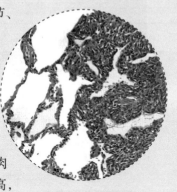

滑膜肉瘤的病理学图像

肉瘤以手术切除肿瘤为主要治疗方案，若肿瘤体积较小，且尚未突破间室，可争取做到一期手术广泛切除。若肿瘤侵犯范围较广，突破间室，可考虑行截肢术。滑膜肉瘤对放化疗敏感度不高，故放化疗仅作为术后辅助方案，以减小肿瘤复发，或延缓肿瘤转移。

◎ 软组织肉瘤的危险因素有哪些？

至今无法详细阐明软组织肉瘤的发病机制，但致癌基因的表达、环境中的致癌因子、机体肿瘤免疫机制缺陷，这些可能是其发病的根本原因。

其主要危险因素包括：

- 长期接触聚乙烯、氯苯、除草剂、砷、镍、铬等化学物质和重金属；
- 电离辐射、放射治疗史；
- 病毒感染和免疫缺陷；
- 遗传因素。

◎ 软组织肿瘤可以有效预防吗？

由于我们对肉瘤的理解尚不充分，实际上对于肉瘤的预防仍无足够的有科学依据的建议。但参照一般肿瘤的预防方法是唯一正确的选择，如健康饮食、规避致癌因素、达到身心健康等。

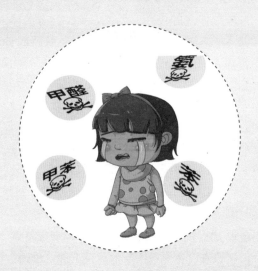

软组织肉瘤的早期发现

如果身体出现包块，一定要到医院诊治，让医生查明原因。很多包块是良性疾病，有些包块却是恶性疾病，不要因为工作忙、挤不出时间等理由，延误病情。

◎ 软组织肉瘤的早期表现有哪些?

- **肿块**：无痛性肿块可持续数月或一年不等。
- **疼痛**：生长快的肿瘤常伴有钝痛；缓慢生长可无症状。硬度可硬可软。
- **部位**：多为单发皮肤下包块，全身均可发现。
- **活动度**：多不可以推动。局部温度可高于周围正常组织。良性肿瘤局部温度可正常。

◎ 无意间发现身体长了肿块怎么办?

大部分体表肿块一般无关紧要，但有些体表包块却是某些疾病征兆，须尽早发现及时就医诊治，否则将损害健康。很多人无意中发现时，肿物都有一定大小了。如何做到尽早发现，建议每过一段时间，冲凉时要有意识地触摸自己的全身，看看有没有疙瘩，自己看不见的部位，要请配偶或者家人帮忙检查。检查时注意：①肿瘤的部位、大小、质地、是否可以活动、是否有疼痛；②肿瘤是否较之前有所变化；③质地软硬、无法推动的和(或)近期突然增大的肿瘤，需及时就医。

建议就近就医，采集病史，常规身体检查，一般行超声检查，在专业医生的建议下进一步治疗。

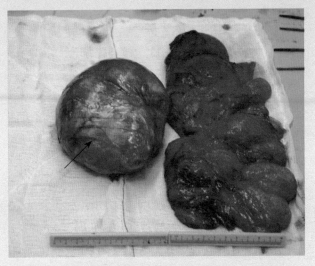

手术切除的脂肪肉瘤（黑色箭头所示）

◎ 如何初步判断肿块的良恶性？

良性肿瘤呈膨胀性生长，基本上不侵犯其周围的骨、血管和神经组织，触诊大多活动性好，质地柔软，生长缓慢，往往不伴有疼痛或酸胀等局部症状。恶性肿瘤多生长迅速，数天数周即可有明显体积增大；体积增大往往有周围压迫症状；局部皮温升高；肿瘤无法推动；多质地较硬；患者可以有消瘦。

肿块良恶性的最终确定，有赖于医院病理检查。

◎ 软组织肉瘤最常见的转移部位有哪些？

肺是软组织肉瘤最常见的转移部位，其次是骨，肝脏则是腹腔和腹膜后软组织肉瘤最常见的转移部位，透明细胞肉瘤、滑膜肉瘤、上皮样肉瘤、血管肉瘤、胚胎横纹肌肉瘤和未分化肉瘤易发生淋巴结转移。

软组织肉瘤的早期诊断

一旦医生怀疑你身上的包块是恶性的，就会安排多种检查，通过各种检查，了解包块的性质，包块与周围组织器官的关系，有无转移等，为后期治疗提供充分的依据。

◎ **诊断软组织肉瘤的检查方法有哪些?**

临床诊断软组织肉瘤常用的方法：

- 超声检查：帮助显示区域淋巴结有无肿大，超声引导下穿刺活检。
- X线检查：帮助显示肿块与邻近骨、关节的关系。
- CT检查：帮助显示肿瘤的大小、边界及与周边组织的关系。

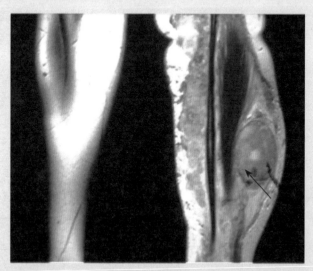

MRI发现左侧胫骨附近的外周神经鞘肿瘤（黑色箭头所示）

- MRI 检查：帮助手术方案制订及术后随访以及四肢、躯干、脊柱等软组织肿瘤诊断。
- 核素骨扫描：帮助发现软组织肿瘤骨的转移。
- 病理与细胞学检查：帮助穿刺、手术活检，是诊断金标准。

◎ 为什么 MRI 是检查软组织肿瘤的重要手段？

磁共振 MRI 对于软组织有更优秀的成像质量，还可以明确病变血供及周围神经血管的关系，对软组织肿瘤诊断、分期、手术方案制订及术后随访十分重要。

◎ 手术切除后发现是软组织肉瘤怎么办？

软组织肉瘤如按常规的良性切除方法，不足以完全消灭肿瘤，常造成肿瘤残余，导致复发，因此均需手术扩大切除。特别是对于没有明显界限，无明显包膜的肉瘤，手术扩大切除很有必要。

所谓手术扩大切除，即远离肿瘤外缘 1 ~ 3cm，将正常组织及恶性肿瘤一并切除，达到根治的效果。若术前发现有前哨淋巴结转移可能，则需要区域淋巴结清扫。

临床上常见患者首诊行肿物活检术，经鉴定为恶性肿瘤，其需完善以下诊治：

- 立即做好扩大切除术的常规术前准备；
- 完善肿瘤区域的超声、MRI 检查，确定手术范围；
- 限期手术治疗、辅助放化疗等综合治疗。

软组织肉瘤的规范治疗

软组织肉瘤一旦确诊，医生会根据你的病情、全身状况等条件，为你制定最佳的治疗策略。恶性肿瘤的治疗一定要选择正规医院，不要听信迷信和谣言，以免延误病情。

◎ 得了软组织肉瘤该如何治疗？

目前软组织肉瘤的诊治遵循多学科综合诊治，组织骨与软组织肿瘤外科、肿瘤内科、放疗科、影像科、病理科和介入治疗科等相关科室的专家进行会诊。根据患者的年龄、身体基本状况、病理类型和肿瘤侵犯范围等，认真阅片分析病情，依据最有利于患者疾病治疗和改善预后的原则，制订出有计划、按步骤地逐步实施的整体治疗方案，尽量让患者在治疗计划中获得最大的收益。常用的方法有手术、放疗、化疗、分子靶向治疗、中医中药等，其中正确的手术是治疗软组织肉瘤最有效的治疗方法，也是多数软组织肉瘤唯一可能治愈的措施。

◎ 软组织肉瘤外科治疗的原则是什么？

手术是唯一可行的根治性办法。特别对于可以完整切除的肿瘤，适用于扩大切除术＋淋巴结清扫术；对于无法完全切除的肿瘤，适用于姑息性减瘤手术，可有效改善患者的生存期和生存质量；对于分期较晚的肿瘤，有严重并发症或症状严重的肿瘤，保守办法无效则适用于截肢手术。

◉ 适用于四肢软组织肉瘤的手术治疗方式有哪些?

四肢软组织肉瘤的手术治疗方式有广泛切除、间室切除和截肢术。

广泛切除也叫扩大切除,可通俗地理解为将肿瘤连同周围一定距离范围内的正常组织一并切除。但由于术前检查及肉眼可观测的局限性,扩大切除并不能保证完全根治。故后来的学者们提出了间室切除。

间室切除定义为肿瘤局限于某一间室时,将这一结构连同肿瘤整个切除的手术方式。所谓的间室是指人体一些部位的解剖学结构具有自然屏障作用,常见的如四肢肌肉间室,坚韧的韧带组织将肌肉整块包裹就形成了一个相对独立的结构。这相当于汽车上的配件总成,单个配件的耗损往往需要整个总成结构的更换。当肿瘤位于某一个室间内时,在相当一段时间内,对肿瘤有一定的约束作用。将此类结构连同肉瘤全部切除,可视为局部根治。所以积极推荐间室切除、广泛切除,可有效保留肢体的全部或部分功能。

如肿瘤侵犯多个间室或主要的神经、血管,保留肢体不能获得满意的外科边界,可选择截肢手术。

◉ 什么是 R0 清扫?

肿瘤细胞可以经淋巴液播散,故清除淋巴组织可以治疗肿瘤。R0 切除就是根据区域淋巴引流理论引出的淋巴清扫办法,所谓区域淋巴引流理论即淋巴液回流入心,需要经过数个站点,如同公交车一样,

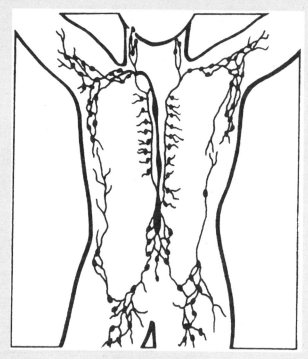

人体躯干淋巴结分布图

行驶不远的距离就要靠站，当淋巴液自肿瘤流出进入第一个站点停靠就叫做淋巴液进入了 R0 站点，而切除该淋巴站点，就叫做 R0 清扫。因区域淋巴结清除的范围不同，肿瘤根治术分为以下四种：未将第一站淋巴结完全清除的为 R0 术式；将第一站淋巴结完全清除为 R1 术式；同样，清除全部第二站或第三站淋巴结的为 R2 或 R3 术式。

◎ 什么情况需行截肢手术?

软组织肉瘤需要截肢的情况如下：

- 重要神经、血管受累；
- 缺乏保肢后骨与软组织重建条件；

● 预计假肢功能优于保肢。

◎ 局部复发的软组织肉瘤需再行手术治疗吗?

局部复发的软组织肉瘤,无论是否合并或转移,均考虑手术切除,基本要求是将复发肿瘤和皮肤切口在内的疤痕组织一并切除。

◎ 远处转移的软组织肉瘤需行手术治疗吗?

远处转移的软组织肉瘤患者需明确转移灶的部位、大小、数量及邻近组织器官的关系,再制订个体化治疗方案。对于孤立病灶一次性切除,可切除的多发转移者建议经化疗病情稳定后再接受手术治疗;对于多发转移无法治愈的患者以延长生存期,提高生活质量为治疗目的。

◎ 软组织肉瘤的辅助治疗有哪些?

治疗肉瘤目前以手术为主要方法,其他方式基本上统称为辅助治疗,包括放疗、化疗、中医药及免疫疗法等。其中中医药治疗可适用手术前后治疗以及配合放、化疗,其不但对肿瘤有一定效果,还能减轻放、化疗的副作用,减少患者痛苦,提高治疗效果和生存质量,

◎ 软组织肉瘤术后需要行放疗吗?

放疗的疗效取决于软组织肉瘤的病理类型和肿瘤负荷量。比如尤文肉瘤和横纹肌肉瘤对放疗敏感

性高，肿瘤负荷量越小，效果越好。但总体上讲，大部分软组织肉瘤对放射不敏感，放疗仅起到部分抑制肿瘤生长的作用。

◎ 辅助放疗的方式有哪些？

放疗的方式主要有：单纯放疗、序贯放化疗、同步放化疗、立体定位放射治疗、姑息放疗。

◎ 放射治疗的流程是怎么样的？

放射治疗的实施涉及多个步骤、多个环节，由放疗医师、专科护士、放射物理师、放疗技师共同协作参与执行完成。首先，临床医师与护士接诊患

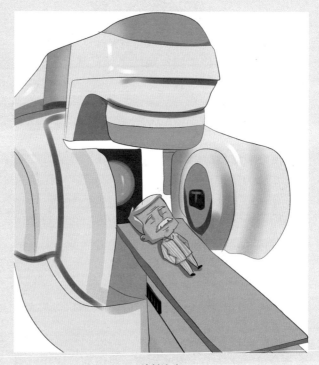

放射治疗

者，对患者进行全面评估（明确诊断、判定肿瘤范围、确定肿瘤分期、患者身体状态评分），据此确定放疗方案。随后由技师进行模拟定位，医师确定照射靶区，物理师制订放疗计划，医师审核放疗计划，物理师验证放疗计划，技师实施照射，治疗中医师定期评估治疗情况，治疗结束后医师进行疗效及不良反应评价和随访。

◎ 放疗前需要准备什么？

放疗前患者的注意事项：

- 摘除金属物质：在放疗中金属物质可形成次级电子，使其相邻的组织受量增加，出现溃疡且不易愈合。
- 口腔预处理：如有严重的齿龈炎，要积极对症处理，避免诱发放疗并发症。
- 保持良好的、能耐受放疗的身体状况，一般情况较差者尽快调整，如纠正贫血、脱水、电解质紊乱等；如有感染，须先控制感染后再行治疗；如有伤口，应妥善处理，待伤口愈合后开始放疗。

◎ 怎样保证放疗位置准确？

每次照射时都要与定位时的体位一致，胸部肿瘤照射时，要保持呼吸平稳；腹部及盆腔照射时要注意进食或膀胱充盈程度保持与定位时一致；胃部放疗时应空腹。放射标记模糊不清时，要及时请医生补画，勿自己随意填涂。

◎ 放射治疗的并发症有哪些？

放疗患者全身反应；放疗皮肤反应；放疗患者

造血系统反应；放疗的口咽黏膜反应；放疗的食管黏膜反应；放疗的肺部反应；放疗的脑部反应；放疗的肝脏反应；放疗的心血管系统反应；放疗的消化系统反应；放疗的泌尿系统反应。

◎ 放疗期间为什么要多饮水？

多饮水（每日约 3000ml）可使放疗所致肿瘤细胞大量破裂、死亡而释放的毒素随尿量排出体外减轻全身放疗反应。放疗期间鼓励患者多饮用绿茶，以减轻射线对正常组织的辐射损伤。

◎ 如何进行照射野皮肤的保护？

在放疗过程中，照射野皮肤也会出现放疗反应，其程度与放疗源种类、照射剂量、照射野的面积及部位等因素有关。如护理不当，可人为加重皮肤反应。皮肤保护的措施：

- 充分暴露照射野皮肤，避免机械性刺激，建议穿柔软宽松、吸湿性强的纯棉内衣；
- 照射野区域皮肤，可用温水软毛巾温和地清洗，禁用碱性肥皂搓洗；不可涂酒精、碘酒、药膏及对皮肤有刺激性的药物；局部禁贴胶布，禁用冰袋和暖具；
- 局部皮肤切忌用手指抓搔，并经常修剪指甲，勤洗手。剃毛发宜用电动剃须刀，以防损伤皮肤造成感染；
- 保持照射野皮肤的清洁干燥，特别是多汗区皮肤如腋窝、腹股沟、外阴等处；
- 外出时防止曝晒。

◎ 放疗皮肤反应应该怎样护理？

根据皮肤反应的程度，目前临床上常见有Ⅰ度反应（干性反应）和Ⅱ度反应（湿性反应）。

- Ⅰ度反应：表现为局部皮肤红斑、色素沉着、无渗出物的表皮脱落，并有烧灼感、刺痒感。护理中要注意保持局部皮肤的清洁、干燥，刺痒厉害可涂三乙醇胺乳膏（比亚芬）。
- Ⅱ度反应：表现为充血、水肿、水泡，有渗出物的表皮脱落，严重时造成破溃和继发感染，多发生在皮肤皱褶处如腋下、腹股沟、会阴等。一旦出现立即停止放疗，并用生理盐水换药，喷康复新液，并尽量采用暴露疗法。由于放疗的皮肤反应最常见，因此临床上常采用三乙醇胺乳膏外涂进行预防（放疗开始至放疗结束期间，每日2~3次，避开放疗前后的2小时内）。

◎ 放疗患者造血系统反应如何护理？

放疗可引起骨髓抑制，其程度与照射范围，是否应用化疗有关，大面积放疗、髂骨放疗以及合并化疗会较明显影响造血细胞的功能，先是白细胞下降，以后是红细胞、血小板下降。放疗期间造血系统的主要护理措施有：

- 在接受放射治疗期间要定期监测血常规（每周1~2次），并观察患者有无发热等现象；
- 白细胞 $\leqslant 2 \times 10^9/L$，或血小板 $\leqslant 50 \times 10^9/L$，或体温 $\geqslant 38.5\,℃$ 应暂停放疗；
- 如白细胞低于正常，予以对症处理，如升高白细胞治疗；若白细胞低于 $1 \times 10^9/L$，还需采用保护性隔离措施，并输注白细胞悬液。在白细胞低于正常期间，患者应注意休息，不去公共场所，尽量减少探望，以防感染。

● 贫血患者，要多卧床休息以减少氧耗，多吃赤豆、红枣等补血食品。对于血小板低下者，要注意自身保护，避免受伤。

◎ 放疗结束后需要定期随访吗?

肿瘤不是放疗结束就能马上消退，一般于结束后 1～2 个月才能看到明显缩小。同样，放疗出现的急性反应也需要持续性一段时间才能缓解，而晚期放射性损伤的发生率随着放疗后时间的推延而逐步增加。因此放疗后的患者需要定期随访。时间安排: 放疗后 1～2 个月进行第一次随访，2 年内 1～3 个月随访 1 次，2 年后 3～6 个月随访 1 次。

◎ 软组织肉瘤需行化疗吗?

化疗是治疗软组织肉瘤最重要的治疗手段，化疗有助于提高肿瘤 R0 切除率、增加保肢机会，还可以降低术后复发转移风险，对于复发转移的晚期患者可延长患者的总生存期和提高生活质量。化疗的方式一般分为: 辅助化疗、新辅助化疗、姑息性化疗、特殊途径化疗。

◎ 什么是新辅助化疗?

新辅助化疗帮助骨肉瘤及软组织肉瘤减小手术范围，把不能手术切除的肿瘤经化疗后变成可切除的肿瘤。新辅助化疗能减少切除的范围，缩小手术造成的伤残，也可抑制或消灭可能存在的微小转移，提高患者的生存率。例如骨肉瘤、睾丸肿瘤和高危

的乳腺癌患者术后辅助化疗可明显改善疗效，提高
生存率或无病生存率。

◎ 什么是生物治疗？

　　肿瘤生物治疗是一种自身免疫抗癌的新型治疗
方法。它是运用生物技术和生物制剂对从患者体内
采集的免疫细胞进行体外培养和扩增后回输到患者
体内的方法，来激发、增强机体自身免疫功能作用，
从而达到治疗肿瘤的目的。肿瘤生物治疗目前在我
国有较大争议。

◎ 什么是靶向治疗？

　　靶向治疗是指在细胞分子水平上，针对已经明
确的致癌位点来设计相应的治疗药物，药物进入体
内会特意地选择致癌位点来相结合发生作用，使肿
瘤细胞特异性死亡，而不会波及肿瘤周围的正常组
织细胞，所以分子靶向治疗又被称为"生物导弹"。

◎ 软组织肉瘤有靶向治疗药物吗？

　　有，目前有较多种类的药物，例如针对细胞分
化群表面标志物或生长因子相关蛋白的。像表皮生
长因子受体（EGFR）代表药物—吉非替尼（易瑞沙）、
血管内皮生长因子（VEGF）Pazopanib（帕唑帕尼）、
靶点为 ABL、PDGFR、KIT 的 Imatinib（伊马替尼）
等一系列的靶向药物已经在国外上市，国内目前正
在临床试验中。

软组织肉瘤的康复管理

软组织肉瘤经过正规治疗后，还要遵医嘱进行康复管理。一方面医生要了解治疗效果，病情控制情况，另一方面是指导患者恢复健康，有更好的生活。

◎ **软组织肉瘤患者进行术后康复锻炼需注意哪些事项？**

软组织肿瘤患者术后加强康复锻炼非常重要。术后卧床期间，应加强肢体等长收缩、翻身、拍背等，预防深静脉血栓形成及坠积性肺炎的发生。出院后，加强患肢功能锻炼，循序渐进、量力而为，不可行剧烈运动，预防损伤及病理性骨折的发生。同时应注意劳逸结合，以免过劳导致机体免疫力下降。

◎ **软组织肉瘤发生的部位对预后有影响吗？**

肿瘤发生的部位对预后有主要影响，通常位于四肢和躯干者优于位于腹部和盆腔者，位于四肢的预后好于位于躯干者，而头面部软组织肉瘤预后往往较差。

◎ **影响软组织肉瘤预后的因素有哪些？**

目前公认的影响预后主要因素有：①肿瘤本身。初治时肿瘤大小、深浅程度、病理分型和组织学分级、发生部位及其与周围血管、神经、关节等重要组织的关系。②治疗方法。首次手术切除是否达到安全外科边界，术后辅助化、放疗是否按时、规范。③复发或转移发生的时间，转移部位，转移病灶的数量，化、放疗疗效以及能否再次完整手术切除。

◎ 软组织肉瘤术后多长时间复查一次？

应根据不同的病理类型，按照计划进行随访。一般来说，恶性度高的软组织肉瘤患者术后前 2 ~ 3 年每 3 ~ 4 个月随访 1 次，之后每年随访 2 次，5 年后每年随访 1 次；恶性度低的患者前 3 ~ 5 年内每 4 ~ 6 个月随访 1 次，之后每年随访 1 次。

◎ 软组织肉瘤复查需要做哪些检查？

- **血液检查**：血常规、肝肾功、免疫功能等检查，特别是辅助放化疗的患者。

- **彩超检查**：及时发现复发灶和淋巴结转移灶。

- **胸片或肺部 CT**：软组织肉瘤早期常发生转移，肺部是其常见转移部位，胸片有异常应行胸部 CT 检查，以排除肺部转移。

- **MRI 检查**：评估手术或放化疗的效果，及时发现复发转移灶。

- **骨扫描**：如出现骨痛等症状，应行骨扫描排除骨转移可能。

◎ 为何软组织肉瘤复查需做胸部 CT ？

软组织肿瘤最常见肺部转移，故随访胸部 CT 最有必要。

◎ 复查发现肿瘤复发或进展怎么办？

首先全面评估患者的一般状况，复发和转移灶的部位、大小、数量及邻近器官的关系，明确治疗目的后制订具体治疗方案。对于有可能获得第二次完全缓解的病例，应在系统化疗等全身治疗基础上，待肿瘤缩小，病情稳定后手术治疗。对多发转移，无法治愈的患者以延长生存期，提高生活质量为治疗目的。

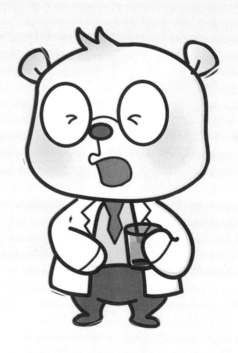

4

黑色素瘤

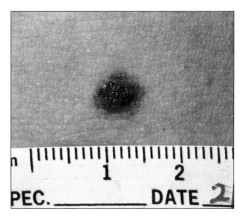

良性痣

色素痣是由痣细胞组成的良性新生物,又名痣细胞痣、细胞痣、黑素细胞痣。本病常见,从婴儿期到年老者都可发生,随年龄增长数目增加,青春发育期明显增多。女性的痣比男性多,白人的痣比黑人多。偶见黏膜表面。临床表现多种类型。颜色多呈深褐或墨黑色,也有少数没有颜色的无色痣。

99

认识色素痣

痣，其实是人体最常见的良性肿瘤。医学上，痣有很多种，大部分对人体没有影响，有些可能影响美容，少数具有恶性转变倾向。

◎ 色素痣的分类有哪些？

色素痣又称细胞痣，由含或不含色素的痣细胞构成，是人体最常见的良性肿瘤。

色素痣的种类包括：

● 交界痣

直径几毫米到几厘米、深浅不同的褐色斑。一般平滑、无毛，也可稍高起。可发生于身体任何部位。掌跖及生殖器之色痣常属这一类。

● 皮内痣

为成年人最常见的一类色素痣。可发生于任何部位，但最常见于头颈部。范围由几毫米到几厘米，边缘规则，呈深浅不同的褐色。表面可有毛发，较正常为粗。皮内痣表现为毛痣者多见于成人的头皮、面颈部。直径一般小于 1cm。损害呈半球形隆起，但也有呈乳头瘤样或有蒂损害。皮内痣一般不增大。

● 混合痣

外观类似交界痣，但可能更高起。

● 毛痣

毛痣尤其有碍观瞻，局部发黑，表面粗糙不平甚至隆起，并且长有硬质短毛，常特别引人关注。

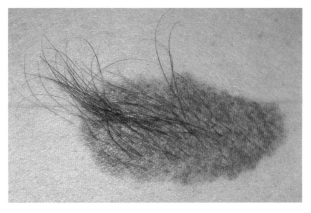

毛痣

● 黑痣

黑痣是表现在皮肤上的色素斑块。由真皮深层的痣细胞组成，该细胞含有黑色素小体。黑痣非常多见，几乎人人皆有，多不止一个。

● 蓝痣

蓝痣包括两种不同类型，普通蓝痣和细胞蓝痣。普通蓝痣为灰蓝色小结节，边界清楚，发生较早，慢慢生长，通常为单个损害，但也可以为多数，最常发生在上肢和面部，此型蓝痣终生不变，不恶化。细胞蓝痣为蓝色或蓝黑色较大的坚实结节，最常见于臀部和尾骶部，出生时即有，可呈叶状，界限清楚，有人观察，女性比男性多见，此型较易恶变为黑素瘤。

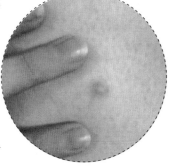

蓝痣

● 巨痣

巨痣也叫巨型先天性黑色素细胞痣，皮肤先天性肿瘤，其面积广大可分布在身体各处。巨痣致患

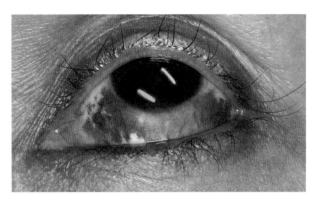

位于眼部的太田痣

者外形丑陋，对患者及其父母产生巨大心理负担，而且还有恶变的可能。

● **疣状痣**

疣状痣也称表皮痣、线状表皮痣等，一般在初生时或幼儿期发病，男女均可发病。通常表现为淡黄色至棕黑色疣体损害。其大小、形态及分布各有不同，大多呈乳头状隆起，排列成带状或线状或斑片状，全身各处均可发生，发生在男女生殖器和肛门及其周围，此时，往往容易误诊为尖锐湿疣。

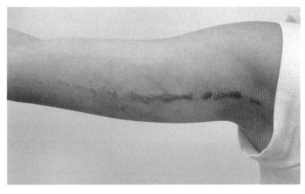

疣状痣

⊙ 色素痣会恶变吗？

少数色素痣可恶变成黑色素瘤，我们应如何判断"痣"是否会恶变呢？

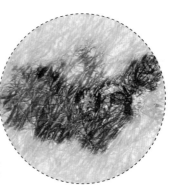

黑色素瘤边缘不规整，变蓝，高度不对称

- 从直径大小判断。普通痣一般直径小于5毫米，恶性黑色素瘤直径则大多超过5毫米。

- 从颜色判断。普通痣颜色多为棕黄色、棕褐色或黑色。恶性黑色素瘤多种颜色，如果短期内颜色加深、变黑、变蓝或变淡，就应高度怀疑是恶性黑色素瘤。

- 从边缘判断。普通痣边缘光滑，与周围皮肤分界清晰。恶性黑色素瘤边缘参差不齐，呈锯齿样改变，与周围正常组织分界不清。

- 从对称性判断。在肿物中央将其一分为二，良性痣两边对称。恶性黑色素瘤形状不规则、不对称。

- 从变化判断。普通痣常年无变化，无不适。恶性黑色素瘤则常在短期内增大，周围皮肤出现出血、溃疡、瘙痒，破溃之后很难愈合，有溃疡或结痂等表现，周围还会出现许多新的小肿物。

通过以上5种方法，可初步判断"痣"属于良性还是恶性。当然，科学的判断方法是进行病理切片，再考虑是否需要切除。

认识和预防黑色素瘤

黑色素瘤是一种恶性肿瘤，不仅可以出现于皮肤，还能出现于黏膜等部位，容易发生远处转移，因此要尽早诊断。

◎ 什么是黑色素瘤？

黑色素瘤又称恶性黑色素瘤，是来源于黑色素细胞的恶性肿瘤，常见于皮肤，也可见于黏膜、眼脉络膜等部位。在亚洲人及有色人种中，原发于皮肤的黑色素瘤占50%～70%，常见原发部位为肢端（约占黑色素瘤的50%），即足底、足趾、手指末端及甲下等部位；其次是黏膜黑色素瘤（约占20%），而欧美白种人这两种亚型仅占所有黑色素瘤的5%。黑色素瘤是皮肤肿瘤中恶性程度最高的瘤种，容易出现远处转移，早期诊断和治疗因而显得尤为重要。

◎ 黑色素瘤有哪些类型？

黑色素瘤常见的类型：

● 结节型

临床最常见。其特征是肿瘤呈结节状凸出于皮肤表面，颜色较为一致，为黑褐色或灰红色，亦有偶见无色的。肿块表面多规则、或菜花状、或息肉状、

结节型黑色素瘤

或菌状。表面常发生溃疡。肿块于短期内常迅速增大、数厘米不等。

● **蔓延型**

呈表浅湿疹样外观，原位黑色素瘤浸润发展而来，肿瘤周围皮肤具有湿疹样变化。蔓延型湿疹样恶性黑色素瘤的边缘不规则，表面凹凸不平，呈灰黑色、灰白色、淡红色等杂乱色。

● **雀斑型**

多由原位病变恶性雀斑发展而来。瘤块附近表皮有雀斑样特征。其边缘极不规则，但表面却呈扁平状，颜色多呈不同程度的棕色。本型常于老年面部雀斑病变基础上发生，我国较少见。

● **特殊型**

肿瘤位于真皮深部和皮下组织内，呈小结节状，境界清楚，无包膜，呈现灰白色或灰蓝色，质硬，常伴有局部淋巴结转移。

◎ 黑痣和黑色素瘤的区别？

美国国立癌症研究所提出了"ABCD"早期诊断恶性黑色素瘤的方法，只要掌握以下4点，黑色素瘤与普通黑痣就不难鉴别了。所谓"ABCD"代表4种象征，即不对称性、边缘、颜色、直径的英文单词的第一个字母。

● **不对称性**(asymmetry)：普通痣两半是对称的，而恶性黑色素瘤两半不对称。

● **边缘**（ border ）：普通痣的边缘光滑，与周围皮肤分界清楚，而恶性黑色素瘤边缘不整齐，成锯齿状改变。另外，表面粗糙伴鳞形或片状脱屑，有时还有渗液或渗血，病灶高于皮肤。

● **颜色**（color）：普通痣通常是棕黄色、棕色或黑色，而恶性黑色素瘤会在棕黄色或棕褐色基础上掺杂粉红色、白色、蓝黑色。其中，蓝色最为不祥，白色则提示肿瘤有自行性退变。结节型恶性黑色素瘤总是呈蓝黑色或灰色。

● **直径**（diameter）：普通痣直径一般小于5毫米，而恶性黑色素瘤直径大于5毫米。

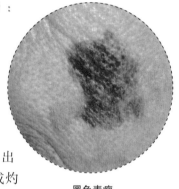

黑色素瘤

除了从外观上来区别黑色素瘤和黑痣，此外，发痒、按压疼痛的黑痣也要特别注意，出现溃疡性病变，刺痛或灼痛也会更明显，其周围还会出现卫星结节或伴有区域淋巴结肿大，说明病情已到了晚期。需要强调的是结构不良的痣与早期恶性黑色素瘤的区分，仅凭肉眼观察是很难鉴别的，及时进行活检以获得病理确诊。

◎ 如何识别黑色素瘤？

黑色素瘤是一种能够产生黑色素同时对人体生命健康有危害的恶性肿瘤，它比痣要多些颜色、比较硬一些，而且有变色和逐渐变大，通常会出现在皮肤以及黏膜又或者内脏等部位。

黑色素瘤如果没有得到及时的发现和治疗很有可能会出现淋巴转移的情况。因此，我们如果发现身上的痣出现异常情况最好去医院及时进行检查。

通常对于黑色素瘤的检查：血清进行免疫荧光

标志黑色素组织的检查，又或者进行 Vacca 双 PAP 免疫酶标志的测定。

◎ 黑色素瘤的危险因素有哪些?

● 日光照射

紫外线因素，紫外线辐射是引起恶性黑色素瘤的主要因素，紫外线对 DNA 的损害是很敏感的，并且能导致全身免疫力下降。

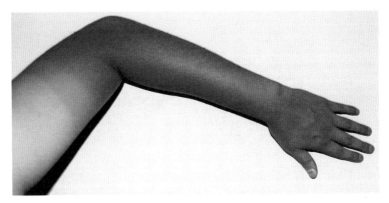

过度的日光照射是发生黑色素瘤的危险因素

● 种族遗传因素

流行病学资料亦显示白种人皮肤恶性黑色素瘤发病率明显高于有色人种。美国白种人皮肤恶性黑色素瘤的发病率比黑人高，日本人的恶性黑色素瘤低于白种人，而澳大利亚人，尤其来自英国的凯尔特族人的恶性黑色素瘤发病率最高。患恶性黑色素瘤的患者中 1% ~ 6% 有家族史，多发性恶性黑色素瘤者有家族史的比例可高达 44%，黑色素瘤属于常染色体显性遗传。

● 原有色素痣的恶性变

60% 的恶性黑色素瘤是由良性痣产生的，先天巨痣恶变率高达 10% ~ 30%。交界痣和混合痣中的交界成分可以恶变成黑瘤是众所周知的。交界痣主要是婴幼或儿童皮肤色素痣的表现型，青春期以前很少恶变，青春期后大多交界痣都已转变成皮内痣，仅手掌、足底、阴囊、阴唇等少数部位在成人仍保持交界痣特性。因此这些痣潜在恶变的可能性最大。皮内痣一般认为是良性，不发生恶变的。

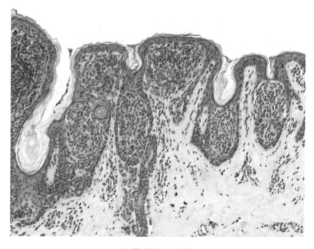

交界痣病理图像

● 内分泌因素

妊娠雌激素的增高认为与恶性黑色素瘤的发生有关，但目前尚无肯定性的结论，黑色素瘤细胞内有雌激素受体存在。黑色素的形成是由于黑素细胞内有一种含 Cu^{2+} 的酪氨酸酶，在其催化下酪氨酸氧化成黑色素。人体内的谷胱甘肽能间接地抑制酪氨酸酶的活力，雌激素及黄体酮则能对抗谷胱甘肽的作用，造成黑色素的生成增多，故认为内分泌与恶性黑色素瘤形成有一定的关系。

● 创伤及慢性刺激因素

创伤、慢性刺激因素是诱发色素性皮损恶变的原因之一，如瘢痕癌的发生与慢性刺激和创伤的关系早已为人所知。至于创伤与恶性黑色素瘤的发生关系尚难完全肯定。

● 免疫因素

在恶性黑色素瘤患者中已测出对肿瘤细胞抗原的循环抗体，在体内抗体与黑素瘤细胞结合在一起，肿瘤局限时，抗体水平最高，在发生转移前，抗体即明显下降或消失。一般认为细胞免疫反应可限制肿瘤的局部扩散，在体外已证实恶性黑色素瘤细胞的免疫吞噬现象，嗜黑素细胞不仅能对已杀死的肿瘤有清除作用，而且对肿瘤细胞尚有直接作用。

黑色素瘤如何进行预防？

随时注意色痣是否有恶变的现象是黑色素瘤的预防方法之一。色痣一旦有恶变的话，一定要及时进行处理。色素瘤患者应保持警惕的信息包括：色痣体积增大，色素或变深或变浅；色痣呈放射状向周围扩展；色痣无故疼痛或不适，表面有少量的渗出物；色痣区域淋巴结肿大，隐约可见蓝黑色。这也是对于恶性黑色素瘤的预防措施。

由于紫外线的照射与黑色素瘤的发病关系紧密，因此尽量避免日晒，使用遮阳屏是重要的一级预防措施，特别是对那些高危人群，同时加强对一般群众和专业人员的教育，早发现、早诊断、早治疗，更为重要。在夏天要戴帽子，戴墨镜，撑伞，要擦防晒霜。出门的时候尽量走在树荫下或建筑的阴影下。外出旅游的时候，事先做好功课，带好防晒霜和防晒工具。尤其是老年人，别认为自己皮肤晒黑了没关系，这是不对的。这不是漂亮的问题，而是健康问题。

对于痣的处理也需要科学的方法。对发生在容易摩擦部位的色素痣及怀疑恶性黑色素瘤，可以预防性切除及取活检明确诊断。如儿童大毛痣在腰部，常受腰带的摩擦和挤压，应尽早全部切除。每次切除的标本必须送病理检查。若有恶变，应全部切除，行植皮术。不宜用腐蚀药物或彻底的冷冻等方法刺激黑痣。一次冷冻不掉而反复数次，是有危险性的，约有 30% ~ 50% 的恶性黑色素瘤与外界刺激有关。如果因美容的需要，应将痣一次性切除，是比较安全可靠的。冷冻结合切除，力求一次完成，切忌分次切除。

◎ 如何进行防晒处理？

阳光是黑色素细胞发展为黑色素瘤的罪魁祸首，因此学会如何正确防晒是极其重要的。找荫凉地方、穿防晒衣物、多多使用广谱防晒霜、参考紫外线指数预报避开光线最足的时刻，这样可以避免太阳灼伤。尽可能保护孩子们免受日晒，因为他们的皮肤是最脆弱的，儿童时代的太阳灼伤会增加成年患黑色素瘤的风险。

- 小于 6 个月的婴儿尽量免受阳光直射。初学走路的孩子室外活动时尽可能避开中午。让孩子待在荫凉处，并且戴上帽子。儿童室外运动时不要选在太阳最晒的时候。

- 在阳光最强的时候，穿防护衣物，最好是编织紧密的衣物。如果在光线下衣物是透亮的，它就不能提供足够的保护。

- 外出时最好戴宽边帽子，并确保防晒霜涂抹到耳朵、颈部直到发迹。

防晒霜

- 阴天时也要防晒。大多数紫外线可以穿过云层。海边的遮阳伞及其他遮阳设计仅能提供部分的保护作用，因为沙子可以反射大量的紫外线。

- 外出前45分钟就要涂上厚厚的一层防晒霜。在潮湿的天气、游泳前或可能大量出汗前，即使产品是防水的，也要频繁使用。不要将防晒霜涂抹在潮湿的皮肤上，特别是游泳之后。要使皮肤彻底干燥后再使用，否则防晒霜不能浸到皮肤里。

- 滑雪时也要用防晒霜保护。雪能反射光线，高海拔的地方其太阳光线的强度也会增加。

色素痣的诊断和治疗

绝大多数色素痣是良性的，不需要处理。不过，有些色素痣会影响美容，有些特殊部位的色素痣可能会恶变，是否需要处理，请到正规医院咨询医生。

◎ 发现皮肤色素痣怎么办？

色素痣（nevus）又名痣细胞痣、黑素细胞痣，是由于痣细胞增生并产生色素导致皮肤、黏膜颜色改变为特征的良性疾病。色素痣长时间维持稳定状态，手术切除后不复发；但要警惕有极少数色素痣发生恶变。

绝大多数色素痣不需治疗。面部痣影响美观时可手术切除。面积较大时可以分次切除，也可以一次切除后行游离植皮或邻近皮瓣转移。如怀疑有恶变的痣，应采用外科手术一次全部切除活检。

◎ 哪些色素痣需要手术治疗？

- 小于 2mm 的色素痣，可以排除恶性可能的，可以非手术治疗。

- 大于 2mm 色素痣，影响美观，需要手术切除。

- 近期色素痣有变化的，如①快速增大；②颜色加深；③破溃、出血；④瘙痒；⑤周围出现卫星痣；⑥边缘变得不规则，边界不清；⑦不能排除其他恶变可能的。这些情况必须手术治疗，标本常规病理检查。

另外，容易受摩擦部位的色素痣，如手心、脚心、外生殖器等，必须手术治疗，标本常规病理检查。

◎ 色素痣可以行激光治疗吗？

采用激光祛除色素痣是目前最好的方法，它是利用选择性光热理论，主要以黑色素为治疗目标，只要能量调整得当，就可以准确地被真皮的黑色素细胞所吸收。在治疗时病损部位的色素颗粒在强大的激光照射下碎裂，由体内吞噬细胞吞噬消除。

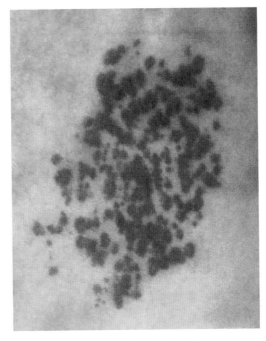

有时皮肤大面积痣，影响美观，可能需要处理

激光治疗后一般不会出现增生疤痕、皮肤质地改变及持久的色素沉着，未见复发，因此治疗效果可靠，为治疗黑痣的首选方法。

激光治疗通常需要分次进行，治疗后要避免接触到洗脸水、淋雨、汗水等，以免引起伤口感染，影响愈合。痂皮待伤口愈合后会自然脱落，不要强行剥落，以使创面平整、光滑。

黑色素瘤的早期诊断

如何区分黑色素痣和黑色素瘤呢？不仅老百姓有时难以区分，及时有经验的医生有时也无法通过肉眼做出诊断，需要进行进一步的检查，包括病理活检。

◎ 黑色素瘤有哪些早期症状？

早期的表现可总结为 ADCDE 法则：

A. **非对称**（asymmetry）：色素斑的一半与另一半看起来不对称；

B. **边缘不规则**（border irregularity）：边缘不整或有切迹、锯齿等，不像正常色素痣那样有光滑的圆形或椭圆形轮廓；

C. **颜色改变**（color variation）：正常色素痣通常为单色，而黑色素瘤主要表现为污浊的黑色，也可有褐、棕、黑、蓝、粉、白等多种不同颜色；

D. **直径**（diameter）：色素斑直径 > 5 ~ 6mm 或色素斑明显长大时要注意，黑色素通常比普通痣大，要留心 > 5mm 的色素斑。对直径 > 1cm 的色素痣最好做活检评估；

E. **隆起**（elevation）：一些早期的黑色素瘤，整个瘤体会有轻微隆起。

◎ 黑色素瘤如何进行转移的？

黑色素瘤转移主要通过淋巴道播散，亦可通过血道播散，血道转移多见转移至肺、骨、肝及肾上腺等处。恶性黑色素瘤发病率低，肝脏转移性低，因此，临床容易误诊。且因有的恶性黑色素瘤原发灶隐蔽而难于发现，甚至在出现转移灶并确诊后，仍然找不到原发灶，为此，医生建议做好定期检查，及时掌握身体的健康状况，以便在身体出现不适的时候，及时选择恰当疗法进行应对。

◎ 黑色素瘤该如何诊断？

诊断黑色素瘤的金标准为病理检查；通常为临床先期发现，结合切除活检完善病理检查，然后结合影像学检查评估淋巴结及全身情况，评估患者临床及病理分期。为以后制订诊疗计划奠定基础。

◎ 黑色素瘤能穿刺活检吗？

若就医后怀疑皮损为黑色素瘤，则应进行病灶完整切除活检术，术后送病理学检查，获取准确的T分期，在颜面部、手掌、足底、耳、手指、足趾或甲下等部位的病灶，或巨大的病灶，完整切除无法实现时，可考虑进行全层皮肤的病灶切取或穿刺活检。如果肿瘤巨大破溃，或已经明确发生转移，可进行病灶的穿刺或切取活检。

◎ 黑色素瘤如何进行病理活检？

切缘 0.3 ~ 0.5cm，切口应沿皮纹走行方向（如肢体一般选择沿长轴的切口）。避免直接扩大切除，以免改变区域淋巴回流影响以后前哨淋巴结活检的质量。

为什么黑色素瘤需行区域淋巴结检查?

因为区域淋巴结检查结果为临床分期及治疗的前提。在明确临床分期后,评估患者处于低危、高危或者极高危时期,而这会影响患者的愈后。黑色素瘤被称为皮肤肿瘤的"癌中之王",主要原因为其过早的淋巴及血液的转移,所以淋巴转移的早期发现为诊疗计划的制订提供必要的依据。

黑色素瘤需要行 CT 或 MRI 检查吗?

黑色素瘤的必查项目包括区域淋巴结(颈部、腋窝、腹股沟、腋窝等)超声,胸部 X 线或 CT,腹盆部超声、CT 或 MRI,全身骨扫描及头颅检查(CT 或 MRI)。PET 是一种更容易发现亚临床转移灶的检查方法。大多数检查者认为对于早期局限期的黑色素瘤,用 PET 发现转移病灶并不敏感,受益率低。对于Ⅲ期患者,PET/CT 扫描更有用,可以帮助鉴别 CT 无法明确诊断的病变,以及常规 CT 扫描无法显示的部位(比如四肢)。

黑色素瘤越大治疗效果越差吗?

黑色素瘤为皮肤肿瘤中恶性程度极高的肿瘤,肿瘤的治疗以综合治疗为主。肿瘤外观的大小不是肿瘤治疗愈后的决定依据,黑色素瘤愈后与肿瘤的厚度、是否伴有局部溃疡、有丝分裂、淋巴结转移情况明显相关;外科手术切除的边界主要依据肿瘤厚度,经临床循证医学证据显示,距离肿瘤边缘最大 2cm 达到肿瘤切缘阴性,在一些无法扩大切除部位如面部,如不能获得阴性切缘,需行放疗。

◎ 发现区域淋巴结肿大怎么办？

恶性黑色素瘤如查体发现淋巴结肿大，预示淋巴转移，需要完善淋巴结超声检查，结合淋巴结大小和超声行淋巴结切除活检结果。如证实为淋巴结转移，结合病灶微转移、前哨淋巴结、临床分期及淋巴结大小行淋巴结清扫术。淋巴结转移的超声诊断标准：周边血供、中心区回声消失和球样改变。

◎ 黑色素瘤淋巴结转移怎么办？

黑色素瘤淋巴结转移需依据转移淋巴结大小行区域淋巴结清扫术；如临床未发现淋巴结转移，但黑色素肿瘤原发病灶切除后病理检查发现微卫星灶，建议行前哨淋巴结活检，如前哨淋巴结活检证实淋巴结转移，需行区域淋巴结清扫术。

◎ 黑色素瘤最易发生哪些部位的转移？

● 皮肤黏膜上直接出现黑色素瘤卫星结节。

● 肿瘤细胞的淋巴系统转移，支气管旁，肺门、纵膈淋巴结；胸外是锁骨上、腋下和上腹部淋巴结为转移常见方向。

● 肿瘤细胞随着淋巴转移出现在患者身体局部，局部的肿瘤细胞进一步扩散会伴随血液出现转移，血液转移是最严重的远处转移现象，黑色素瘤患者临床死亡率绝大部分是因为患者出现了血液转移。

● 医源性转移，手术过程中微小肿瘤细胞局部扩散，继而生长。

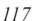

黑色素瘤的规范治疗

黑色素瘤一旦诊断后，要尽早到正规医院进行诊治。因为黑色素瘤是一种恶性肿瘤，有发生远处转移的风险，因此，建议到正规医院及时治疗。

◎ 黑色素瘤的主要治疗方法有哪些?

外科治疗，包括:

- 活检。对可疑的恶性黑色素瘤病灶行切除活检，获取准确临床分期;

- 扩大切除。早期黑色素瘤在活检确诊后应尽快做原发灶扩大切除术;

- 前哨淋巴结及淋巴结清扫。依据原发肿瘤的厚度及临床影像学表现，决定淋巴结清扫;

- 化疗。肢体移行转移可行隔离热灌注化疗（ILP）和隔离热输注化疗（ILI），以及局部注射治疗。

- 原发灶及孤立转移灶手术治疗。Ⅳ期患者孤立转移灶可考虑手术治疗。

辅助治疗:依据患者临床分期将患者分为低危、中高危、极高危。低危患者，观察有无辅助治疗指征;中高危及极高危需辅助治疗。辅助治疗措施:放疗、化疗、个体化靶向治疗、免疫/免疫靶向治疗、抗血管生成靶向治疗。

◎ 黑色素瘤如何选择合适的切缘?

黑色素瘤的切缘是根据病理报告中肿瘤浸润深

度来决定的。

- 病灶厚度 ≤ 1.0mm 时，安全切缘为 1cm；
- 厚度在 1.01 ~ 2mm 时，安全切缘为 1 ~ 2cm；
- 厚度 > 2mm 时，安全切缘为 2cm；
- 当厚度 > 4mm 时，最新循证医学证据支持安全切缘为 2cm。

什么是前哨淋巴结？哪些患者需要前哨淋巴结活检？

前哨淋巴结是原发肿瘤引流区域淋巴结中的特殊淋巴结，是原发肿瘤发生淋巴结转移所必经的第一批淋巴结。前哨淋巴结作为阻止肿瘤细胞从淋巴道扩散的屏障，其临床意义已受到人们的重视。

是否需要前哨淋巴结活检主要依据临床分期及原发肿瘤的厚度：临床分期中处于早期的即Ⅰ A 或Ⅰ B 期且厚度 ≤ 0.75 mm 时不推荐前哨淋巴结活检；Ⅰ A 期且厚度 0.76 ~ 1.0 mm 时考虑前哨淋巴结活检，但阳性率较低，且阳性的意义不清；Ⅰ B 和Ⅱ 期通常应接受前哨淋巴结活检；孤立过渡性 Ⅲ 期疾病也应考虑前哨淋巴结活检；对单纯促纤维增生性恶性黑色素瘤可考虑放弃前哨淋巴结活检。

特殊情况如黑色素肿瘤原发病灶切除后病理检查发现微卫星灶，建议行前哨淋巴结活检。

低危患者术后需行辅助治疗吗？

低危患者为Ⅰ A 期，未进行相关的临床试验。一项回顾性研究在随访 5 年后显示，厚度 < 0.5mm 的患者很少出现复发和死亡。目前无推荐的辅助治疗

方案，更倾向于预防新的原发灶出现，以观察为主。

◉ 区域淋巴结转移怎么办？

如临床发现区域淋巴结转移，超声检查为临床必需，淋巴结转移的超声诊断标准：周边血供，中心区回声消失和球样改变。如病理证实为黑色素瘤淋巴结转移，此时临床分期较晚，需行区域淋巴结清扫术。术后需要新的相应辅助治疗，依据淋巴结转移数量，拟定放疗。

◉ 淋巴结清扫的原则是什么？

- 区域淋巴结充分清扫；
- 受累淋巴结基部须完全切除；
- 通常来说，切除和受检淋巴结个数如下：腹股沟 ≥ 10 个；腋窝 ≥ 15 个；颈部 ≥ 15 个；在腹股沟区，如临床发现股浅淋巴结转移数 ≥ 3 个，选择性行髂窝和闭孔区淋巴结清扫；如果盆腔影像学提示或 Cloquet（股深）淋巴结阳性需行髂窝和闭孔区淋巴结清扫。

◉ 远处转移灶如何处理？

晚期黑色素瘤根据不同的转移部位，其症状不一，容易转移的部位为肺、肝、骨、脑。眼和直肠来源的黑色素瘤容易发生肝转移。

- 建议鼻咽、食管黏膜原发黑色素瘤辅助放疗；
- 脑转移的放疗，首选立体定向放疗，如转移灶 > 5 个，直径 ≥ 3cm，可考虑全脑放疗；
- 脑转移灶切除后可行全脑放疗；

● Ⅳ期患者如果表现为孤立的转移灶，也可以考虑手术切除。

疤痕复发如何处理？

分为两类：切除不充分的复发和切除充分的复发。前者切除后的预后与微分期有关，后者的预后与区域性复发一致。前者应优选切除，可加检前哨淋巴结，根据复发后病理分期决定是否辅助治疗。

局部复发如何处理？

如有可能应经细针活检病理证实复发，对参加临床试验者应行遗传学检查，推荐基线影像学检查。所有病例优先推荐临床试验，无区域外的局部复发可行完全切除；对不可切除的过渡性复发可采用肢体灌注化疗联合全身治疗，也可采用局部治疗。

区域淋巴结复发如何处理？

需经病理证实，对以往未行淋巴结切除者或切除不充分者，应行完全淋巴结切除，即便经完全切除者如果可行切除仍应切除，切除后的辅助治疗包括临床试验、观察，对未接受过干扰素治疗者还可采用干扰素治疗，对某些患者还可考虑加用放疗，对不可切除或切除不充分者，治疗选择包括临床试验、全身治疗、姑息性放疗和最佳支持治疗。

远处复发如何处理？

按照Ⅳ期转移性疾病处理。

◎ 哪些患者术后需要干扰素治疗？

辅助治疗推荐 1 年高剂量 α-2b 干扰素治疗，主要适应人群为ⅡB期以上（含ⅡB期）的高危术后患者，治疗剂量为 2000 万 IU／m^2×4w（诱导期）和 1000 万 IU／m^2 tiw×48w（维持期）。

◎ 黑色素瘤术后需要放疗吗？

区域淋巴结转移＞3 个、区域淋巴结未能清扫彻底、转移淋巴结囊外侵犯或转移淋巴结直径≥3cm 建议行区域淋巴结的辅助放疗。

◎ 哪些患者需要术后化疗？有哪些化疗药物？

对已转移者，化疗可延缓病情恶化。具体方案：

● 抗黑色素瘤素（三嗪咪唑胺，简称 DIC 或 DTIC），每天 2.5mg/kg，连用 10 天为一疗程，3 周后可做第 2 疗程。具有抑制骨髓和胃肠道反应及感冒样症状。应用第 2 疗程前须做白细胞数检查。对晚期患者可试行同侧颈外动脉插管，便于多次连续注射治疗，以提高疗效。

● 双氢氯乙亚硝脲（BCNU），每天 2.5mg/kg，每周 2 次，连用 3 周为一疗程。

● 洛莫司汀（CCNU）200mg 一次口服，每 6 周 1 次，服药前注射甲氧氯普胺（灭吐灵）以防呕吐。洛莫司汀（CCNU）亦具有抑制骨髓作用，需反复检查白细胞数。

◎ 黑色素瘤的靶向治疗有哪些？

黑色素瘤的靶向治疗分为：个体化靶向治疗、免疫/免疫靶向治疗、抗血管生成。

个体化靶向治疗主要为基因信号通路抑制，包括 KIT 抑制剂（伊马替尼）、BRAF 抑制剂（Vemurafenib）/（Dabrafenib）、MEK 抑制剂（Trametinib）/（Cobimetinib）；抗血管生成靶向治疗：重组人血管内皮抑制素（恩度）、贝伐单抗。

◎ 靶向药物有哪些副作用？

普遍常见的不良反应有三种：

● 全身反应：乏力虚弱、发热寒战、关节肌肉痛。应多卧床休息，根据个体制订活动计划，如有发热，可用冰袋物理降温，调节体温。对疼痛的患者，必要时遵医嘱使用止痛药。

● 胃肠道反应：腹泻很常见，主要为轻中度，严重者可出现脱水恶心。呕吐常见，常为轻中度，患者常伴食欲缺乏、口腔溃疡。应保持口腔清洁卫生，必要时遵医嘱是用止吐药。若有服用华法林者应检查凝血原时间或 INR，防止发生出血、胃肠道出血。

● 皮肤反应：皮疹、皮肤瘙痒多见，还表现为红斑、干燥、瘙痒，中度可见脓疱性皮疹、多形性红斑，偶可发外周水肿、手足综合征、皮肤毛发脱色、荨麻疹。那么靶向治疗患者应用清水洗脸，不用碱性日用品和肥皂清洁皮肤，避免刺激和皮疹。

除了这三种一般不良反应外，针对各种激酶抑制剂，还需要关注下面的不良反应：①威罗非尼的不良反应。继发皮肤鳞癌、光敏反应、心电图的改

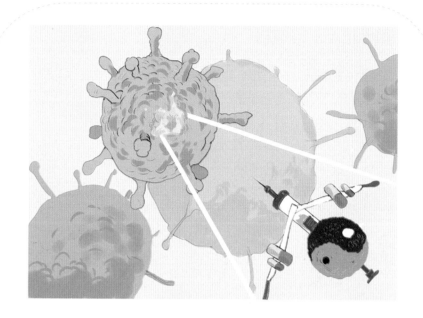

变; ②达拉非尼的不良反应。继发皮肤癌、出血栓塞、心肌病; ③曲美替尼的不良反应。心肌病、视网膜色素上皮脱落、肺病。

◎ 黑色素瘤的免疫治疗

CTLA-4 单抗（LPi）、PD-1 单抗（Pembrolizumab 和 Nivolumab）。此外，可选用阿地白介素（白细胞介素 -2）（每天 2 万 U，20 天为一疗程）、卡介苗接种、转移因子、左旋咪唑、LAK 细胞、中草药等以提高免疫力。

08检